LES
ACCIDENTS DES SÉROTHÉRAPIES

(Etiologie et Prophylaxie)

PAR

Le Docteur Louis UNGAUER

de la Faculté de Paris
LICENCIÉ ÈS-LETTRES
ANCIEN INTERNE PROVISOIRE DES HÔPITAUX DE PARIS
MÉDAILLE DE BRONZE DE L'ASSISTANCE PUBLIQUE

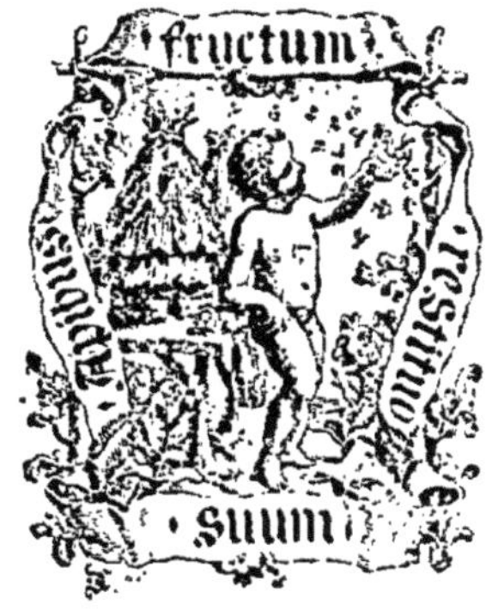

PARIS
SOCIÉTÉ D'ÉDITIONS SCIENTIFIQUES
PLACE DE L'ÉCOLE DE MÉDECINE
4, Rue Antoine-Dubois, 4
1897

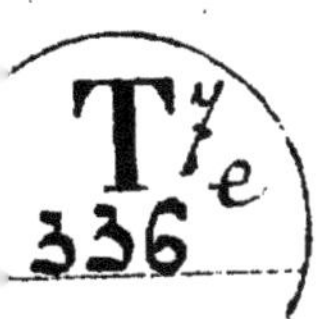

LES
ACCIDENTS DES SÉROTHÉRAPIES

(Etiologie et Prophylaxie)

PAR

Le Docteur Louis UNGAUER

de la Faculté de Paris
LICENCIÉ ÈS-LETTRES
ANCIEN INTERNE PROVISOIRE DES HÔPITAUX DE PARIS
MÉDAILLE DE BRONZE DE L'ASSISTANCE PUBLIQUE

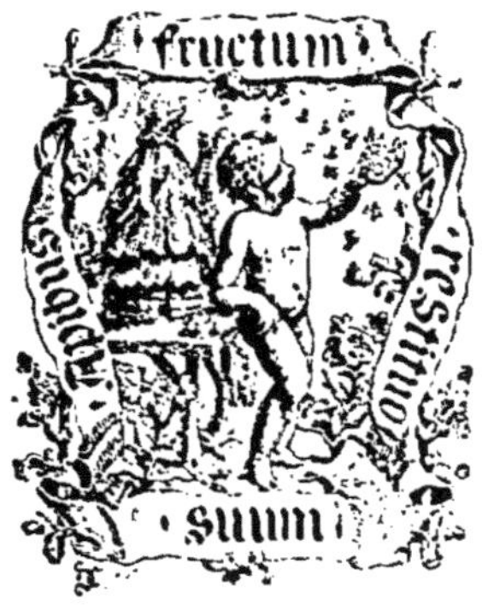

PARIS
SOCIÉTÉ D'ÉDITIONS SCIENTIFIQUES
PLACE DE L'ÉCOLE DE MÉDECINE
4, Rue Antoine-Dubois, 4
1897

A MA MÈRE

———

A MON ONCLE

Monsieur Louis ÉVERLÉ

———

A MON EXCELLENT MAÎTRE

Monsieur le Docteur BÉCLÈRE

———

A MES MAITRES DANS LES HOPITAUX

DU MÊME AUTEUR

« **Le Pylore et la moitié de l'estomac dans une hernie inguinale volumineuse.** »

(Bull. de la Société Anatomique, mai 1895, fasc. 11).

« **La Revaccination chez les vieillards des Hospices.** »

(Rapport à l'Académie de Médecine, 1897 [*sous presse*]).

AVANT-PROPOS

Nous avons à cœur que notre premier et très vif remerciement aille à notre excellent Maître, M. le Dr Béclère. Nous garderons un souvenir ému de l'année d'internat que nous avons passée dans son service, en cette aimable maison Debrousse. Notre maître nous a prodigué les marques d'une affectueuse bienveillance et donné maintes fois la preuve de sa confiance. Il nous a inspiré l'idée de cette thèse, et à ce sujet nous a fait l'honneur de nous associer de nom et de fait aux recherches qu'il poursuit avec MM. Chambon et Saint-Yves Ménard. Qu'il veuille bien agréer l'hommage de notre sincère reconnaissance et l'assurance de notre profond attachement.

Nous avons eu l'honneur d'être agréé comme externe par M. Barth en son beau service de Broussais. Par ses sobres et instructives leçons au lit du patient, par sa méthode sûre et brillante d'investigation et de thérapeutique cliniques, il a réalisé pour nous le type du professeur-praticien dont nous avions conçu l'idéal en lisant les belles cliniques de Trousseau. M. Barth nous a enseigné aussi le respect du malade. Nous adressons à ce maître vénéré l'expression de notre respectueuse admiration.

Que M. le professeur agrégé Netter, qui allie une science incomparable à une rare simplicité d'accueil, veuille bien accepter sa part de reconnaissance pour nous avoir admis dans son service de Tenon et les marques de sympathie qu'il nous a témoignées depuis à maintes reprises.

Son successeur à Tenon, M. le Dr A. Mathieu, nous a accordé une faveur que nous n'osions espérer en consentant à nous traiter depuis comme son élève. Nous lui exprimons notre sincère gratitude pour sa particulière bienveillance et le précieux appui dont il nous a honoré.

Nous adressons un hommage ému à la mémoire de nos deux premiers maîtres d'externat, MM. les professeurs Léon Lefort et Ollivier, enlevés la même année à l'affection de leurs élèves.

Nous remercions M. le D^r Œttinger de l'intérêt qu'il a bien voulu nous porter au cours de nos études médicales, et nous exprimons le regret de n'avoir pu être plus directement son élève.

Nous unissons dans un même sentiment de gratitude MM. les professeurs Berger, Lejars et Richelot, en chirurgie ; MM. Achard et Bourcy, en médecine, pour les conseils éclairés et les savantes leçons que nous avons reçus d'eux.

Nous prions MM. Chambon et Saint-Yves Ménard, directeurs de l'Institut de vaccine animale, d'agréer l'expression de nos sincères remerciements pour le bienveillant accueil qu'il nous ont fait à leur établissement modèle de la rue Ballu.

La force des choses nous sépare de notre dernier maître, M. le professeur agrégé Thoinot ; nous aurions été heureux de parfaire, sous les auspices de ce maître si particulièrement affable, notre éducation médicale, et nous le prions de croire à la sincérité de nos regrets.

Enfin, que M. le professeur Landouzy veuille bien accepter l'expression de nos respectueux hommages pour avoir consenti à présider notre thèse ; nous savons tout le prix qu'il faut attacher à cet honneur.

INTRODUCTION

En choisissant comme sujet de notre thèse inaugurale l'étude des « accidents post-sérothérapiques », nous avons voulu faire tout autre chose que critiquer ou attaquer la méthode sortie des géniales découvertes de Behring et de Roux. Nous rendons un hommage absolu aux travaux de ces maîtres, et aux applications thérapeutiques qui en découlent ; mais il est permis de juger en même temps qu'on admire. Le sérum antidiphtérique a fait ses preuves : parti en avant-garde sur le terrain restreint de la diphtérie dans la lutte contre les infections, il a sauvé déjà tant de milliers d'existences ; les autres sérums, plus lents à se dégager des épreuves et des exercices du laboratoire, et appelés à donner plus tard dans la bataille, sont prometteurs de si belles espérances, qu'on peut déjà, sans nuire à leur essor, mettre en lumière leurs défauts, et les dangers qui résultent de leur *actuel* usage. Le sérum curateur ne se manie pas sans péril : la sérothérapie s'accompagne d'accidents fréquents, le plus souvent passagers et bénins, quelquefois inquiétants et graves. Il y a eu des morts qu'on a attribuées au sérum.

Notre but, après une brève historique de la sérothérapie, est d'esquisser rapidement le bilan des accidents dus aux sérums, et d'en étudier plus longuement l'étiologie, encore imprécise et discutée. Nous essaierons d'établir que tous les accidents sont causés, moins par l'antitoxine du sérum, que par le véhicule, par le sérum lui-même. Pour éviter l'intoxication du malade par le remède et la réaction de l'organisme contre le sérum-véhicule, c'est à ce véhicule même qu'il faut s'attaquer. — Nous mettrons en lumière dans cette partie la plus utile de notre travail les essais que d'autres études ont amené notre Maître, M. le Dr Béclère, à tenter au sujet de la prophylaxie des accidents post-sérothérapiques ; nous exposerons les résultats de ses recherches et de celles auxquelles il a bien voulu nous associer.

Ainsi donc, mettre en relief les accidents dont s'accompagne quelquefois la cure des maladies par le sérum, ouvrir la voie à ceux qui pourront supprimer les inconvénients dont la méthode fait payer le salut qu'elle donne, tel est le but de notre travail. Loin de vouloir restreindre les indications de la sérothérapie, nous espérons qu'alors s'en généralisera l'usage, lorsqu'elle sera uniquement curatrice ; heureux de ses succès sans mélanges, comme nous le sommes aujourd'hui d'apporter notre humble voix au concert général d'admiration qu'ont soulevé par le monde les travaux des continuateurs de Pasteur.

HISTORIQUE

I. — Recherches expérimentales ayant conduit au principe de la sérumthérapie

La sérothérapie est sortie créée de toutes pièces du laboratoire. Son histoire rapide a trois étapes bien marquées.

Bien qu'en 1877, Maurice Raynaud, étudiant le rôle du sang dans la transmission de l'immunité vaccinale (1). ait cherché à conférer à une génisse l'immunité contre la vaccine en lui injectant dans les veines « 250 gr. de sang pris à une génisse en pleine éruption vaccinale » ; bien qu'en 1884, M. Rondeau ait essayé, ans succès, de traiter un mouton inoculé de charbon en lui injectant du sang de chien, l'idée d'utiliser dans un but thérapeutique le sang des animaux vaccinés appartient tout entière à MM. Richet et Héricourt (2). En 1888, ils instituaient l'*hémothérapie* : ils inoculaient à des lapins des doses mortelles de culture de staphylococcus pyosepticus, et les sauvaient tous en leur injectant du *sang* de chien guéri d'une inoculation antérieure. Moins d'un an après, Babès et Lepp (3) montraient que le sang des chiens fortement vaccinés pouvait préserver ou guérir des lapins inoculés avec le virus rabique. Le 7 juin, M. le professeur Bouchard faisait savoir que le *sérum* peut remplacer le *sang* dans le traitement des

(1) C. R. Académie des Sciences (5 mars 1877).

(2) De la transfusion péritonéale et de l'immunité qu'elle confère (C. R. Acad. des Sciences, 5 nov. 1888).

(3) Recherches sur la vaccination antirabique (Ann. de l'Institut Pasteur, juillet 1889).

infections ; à l'hémothérapie, il substituait la *sérothérapie* ; il avait le grand mérite de préconiser le procédé presque uniquement employé aujourd'hui.

Parallèlement à ces découvertes, des travaux de laboratoire établissaient le pouvoir bactéricide du sérum ; Grohmann, Fodor, Flügge et ses élèves, Behring et Nissen en Allemagne, Metchnikoff et Gamaleïa (1), Charrin et Roger (2) en France, mettaient en évidence le rôle des humeurs dans l'immunité, et préparaient le côté pratique de la sérothérapie. En même temps, Roux et Yersin découvraient la toxine diphtérique, et en donnaient la preuve expérimentale.

La première étape était parcourue, et la découverte des sérothérapies était virtuellement faite : on avait démontré que, par certains procédés, on peut provoquer chez les animaux la production des substances spécifiques, de défense contre les maladies infectieuses, que ces substances se trouvent dans le sérum du sang, et que par lui on peut les transmettre dans l'organisme d'autres animaux et de l'homme.

A ce moment se place la découverte capitale de Behring et de Kitasato (3), qui fit entrer la sérothérapie dans une voie nouvelle. Behring, qui avait trouvé le moyen certain de vacciner les animaux contre la diphtérie, montre avec Kitasato que le *rôle du sérum n'est pas seulement de détruire les bactéries, mais les toxines :* le sang des animaux vaccinés contre les bacilles de la diphtérie ou du tétanos a la propriété de neutraliser les poisons produits par ces microbes « dans des proportions vraiment extraordinaires ».

Le pouvoir antitoxique du sérum était découvert. On reprit dès lors les essais cliniques, qui, jusque-là chez l'homme, sous forme de quelques tentatives dirigées contre la tuber-

(1) Annales de l'Institut Pasteur, 1889 et 1890
(2) Soc. de Biologie, 1889. 1890. Gazette hebdomad., décembre 1889.
(3) Behring et Kitasato : « Ueber das Zustandekommen der Diphterie-und der Tetanos-Immünitat bei Thieren » Deutsche med. Wochenschrift, 1890).

culose, n'avaient donné que des résultats peu encourageants ;
d'assez nombreuses injections de sérum sont faites surtout en
Allemagne et en Italie, contre la diphtérie, le tétanos et la
pneumonie.

Jusqu'à cette date, et nous insistons sur ce point, à part
ces timides excursions sur le domaine clinique, l'histoire du
sérum thérapeutique est surtout une histoire d'expériences de
laboratoire ; ce sont des essais théoriques et expérimentaux.
Au cours des années suivantes, les statistiques allemandes de
Behring, d'Ehrlich, de Kôssel, de Wassermann et d'Aronson
fournissent d'assez bons résultats : on commence à fabriquer
en grand le sérum à Hôchst ; mais, dans les autres pays,
les quelques applications au traitement des malades ne
donnent que des résultats assez discordants, aucun succès
constant ne se dégage de la méthode, et celle-ci, hors du
laboratoire et de la confiance allemande, ne semblait guère
appelée à un brillant avenir, lorsqu'en septembre 1894, paraît
le célèbre mémoire de Roux et Martin, en même temps que
retentissait, au Congrès de Buda-Pesth, l'éclatante communication qui consacrait la méthode par la continuité et la qualité
de ses succès.

La troisième étape commençait. Le principe était simple :

Ou bien, une maladie étant donnée, on en connaissait l'agent
pathogène ; il s'agissait alors de cultiver celui-ci dans des
conditions spéciales, qui renforçassent sa virulence ; après
avoir tâté expérimentalement la susceptibilité de l'animal
choisi comme intermédiaire pour fournir le sérum, on lui
injectait des doses croissantes ou répétées de toxines produites
dans les cultures artificielles, de façon à l'immuniser. On
laissait s'écouler un temps suffisant pour que l'animal fût
guéri de la maladie provoquée et que les poisons microbiens
fussent éliminés ; l'organisme débarrassé des substances nocives,
le sang ne renfermait plus que les produits réactionnels, dont une
petite quantité introduite dans un autre organisme provoquait de

la part des cellules ou des humeurs, contre le microbe pathogène et ses toxines, la réaction salutaire et curatrice. Cette façon de procéder est exactement applicable aux intoxications par poisons ou venins (venins des serpents, alcaloïdes végétaux, toxalbumines, etc.).

Ou bien, l'agent pathogène de la maladie n'est pas connu, et on ne peut en obtenir de culture hors de l'organisme. Si la maladie est transmissible à l'animal (rage, vaccin, variole) on opérera avec le virus comme si on pouvait le cultiver. Si elle n'est pas transmissible (syphilis, rhumatisme, fièvres éruptives, etc.), on se contentera de prendre du sang d'homme convalescent (typhus exanthématique, rougeole, scarlatine, rhumatisme), ou de malade pris à une période active, dans le cours de sa maladie (syphilis secondaire), ou encore, empiriquement, on injectera sous la peau d'un animal des sécrétions bronchiques (coqueluche), des squames épidermiques (scarlatine), du suc cancéreux (néoplasmes et cancers). L'animal imprégné fournira le sérum...

« Ce fut une course à la découverte, dit M. Roger (1), et l'on vit des savants, craignant d'être dépassés, se départir de leur réserve habituelle, et publier des résultats hâtifs ou incomplets. Chaque jour amenait l'apparition d'un nouveau sérum... Bientôt cependant, quelques notes discordantes se firent entendre ; on cita, timidement d'abord, quelques cas malheureux, puis l'opposition s'enhardit, on accusa le sérum de provoquer des accidents graves, de pouvoir même entraîner la mort... »

L'animal destiné à fournir le sérum doit satisfaire à un double desideratum : 1° fournir facilement d'assez grandes quantités de sang ; 2° fournir un sérum dénué autant que possible de propriétés *toxiques par lui-même*. Étant donné ce double objectif, les divers sérums que l'expérimentation théorique et l'expérience clinique ont mis jusqu'à ce jour en usage sont ceux-ci (le plus employé étant le sérum de cheval, à cause de la fréquence et de l'universalité de son usage dans le traitement de la diphtérie) :

(1) Congrès de Médecine interne, Nancy, 1896, p. 5.

CHEVAL : 1º Diphtérie (Behring, Roux, Aronson, etc.);

2º Tétanos (Behring et Kitasato, Roux et Vaillard);

3º Streptococcie (Charrin et Roger, Marmoreck);

4º Choléra (Ranson, Pfeiffer, Roux et Metchnikoff);

5º Tuberculose (Héricourt et Richet, Maragliano);

6º Sérum antivenimeux (Calmette).

ANE : 1º Tuberculose (Broca et Charrin, Maragliano);

2º Cancers (Richet et Héricourt, Boinet, de Marseille).

GÉNISSE : 1º Variole (Béclère).

2º Scarlatine.

VEAU : 1º Syphilis (Mazza).

MOUTON : 1º Charbon (Marchoux);

2º Fièvre typhoïde (Borger);

3º Cancers (Emmerich et Stoll);

AGNEAU : 1º Syphilis (Tommasoli, Istamanoff).

CHÈVRE : 1º Straphylococcie (Viquerat, Kose);

2º Tuberculose (Bertin et Picq, Maragliano, Lépine, Bernheim).

CHIEN : 1º Tuberculose (Richet et Héricourt, Charrin et Roger);

2º Fièvre typhoïde (Klemperer et Lévy);

3º Coqueluche (Kelaïdités);

4º Cancer (Boinet);

5º Syphilis (Richet, Héricourt et Triboulet, Gilbert et Fournier, Feulard).

LAPIN : 1º Charbon (Marchoux);

2º Pneumococcie (G. et F. Klemperer, Foa et Scabia, Janson).

3º Syphilis (Kollmann).

HOMME 1º Scarlatine (Weisbecker, Roger);

2º Typhus exanthématique (Lewaschew, Hammerschlag, Legrain);

3º Syphilis (Pellizari);

4º Variole (Auché, Landmann);

5º Pneumococcie (Andéoud, Maragliano);

6º Rhumatisme articulaire aigu (Weiss).

Il ressort de la complexité même de ce tableau que tous les sérums utilisables ont été employés, et que chacun d'eux a été mis à contribution pour des affections diverses. Le laboratoire avait dressé, pour un animal donné, le lapin par exemple, une échelle de toxicité des divers sérums, et déterminé pour chacun d'eux un coefficient de nocivité, pourrait-on dire. Mais on ne peut conclure du lapin à l'homme (1), et nous verrons plus loin (2) que le problème résolu pour l'animal ne pouvait fournir aucune donnée certaine à la thérapeutique humaine. On a dû pratiquement ne pas tenir compte des résultats obtenus, et cette considération importante de la nocivité du sérum a cédé le pas à cette autre considération primordiale : l'utilité, je dirais presque la spécificité du sérum-véhicule contre l'infection qu'il s'agissait de combattre.

L'animal à qui l'on demandait le sérum était considéré (à tort d'ailleurs) comme réfractaire à la maladie (ex. : chien ou chèvre, pour la tuberculose [Richet et Héricourt, Bertin et Picq, Bernheim, Feulard, Lépine]); ou bien il se montrait très sensible à la toxine, et ses humeurs réagissaient énergiquement (ex. : le mouton, choisi d'abord par Behring pour sa sensibilité au virus diphtérique); ou encore il supporte facilement les doses énormes et fréquemment répétées de toxines artificielles très virulentes. Ce sont ces considérations qui ont dirigé, sinon forcé, le choix de l'expérimentateur. C'est parce que le cheval a une tolérance remarquable à l'égard de la toxine diphtérique que M. Roux l'a définitivement adopté comme source de sérum (3), bien que le sérum des équidés soit

(1) Voir, pour le sérum de génisse, expériences de M. le Dr Béclère, p. 27.
(2) Voy. p. 43.
(3) « Avec M. Nocard, nous avons immunisé des vaches et nous avons appris à nos dépens combien elles sont sensibles au poison diphtérique. Une d'entre elles a succombé en cours d'immunisation à la suite de l'injection de 5 cc. de toxine. Outre des lésions locales, on a trouvé à l'autopsie une néphrite parenchymateuse des plus prononcées. » (Ann. de l'Inst. Pasteur, 1894, p. 613).

pour l'homme beaucoup plus nocif que celui des bovidés, à l'égard duquel — du moins en ce qui concerne les jeunes génisses (Béclère) — l'organisme humain a une rare tolérance.

On peut supposer que si certaines sérothérapies n'ont pas donné de succès cliniques, c'est que les quantités de sérum injectées ont été trop petites. Si Maragliano n'a pas plus nettement réussi contre la tuberculose, en injectant par 24 ou 48 heures 1 à 2 cc. de sérum, qui sait si les résultats n'eussent pas été plus brillants ou plus rapides avec des doses plus considérables ? C'est que dans l'application du remède, la crainte de nuire par le véhicule a obligé le thérapeute à une réserve prudente. Pour d'autres sérothérapies, on a eu le courage de passer outre : malgré la nocivité du sérum de cheval, on a injecté, aux débuts de la sérothérapie antidiphtérique, jusqu'à 120 cc. en quelques jours. Aujourd'hui ces chiffres semblent énormes, qu'on a pu sous un volume plus restreint de véhicule renfermer une plus grande quantité d'antitoxine active. Aussi les inconvénients à quoi l'on s'exposait, et que M. Roux avait eu le courage d'avouer, ont-ils bientôt pris une grande place dans les préoccupations des cliniciens chargés d'administrer le remède. Trop grande place, puisque les appréhensions exagérées des uns, la défiance des autres, a failli jeter le discrédit sur une des plus belles méthodes thérapeutiques que la science ait trouvées.

On injectait par le sérum un remède complexe, « aussi complexe que l'opium », a-t-on dit. Aussi les accidents étaient fréquents. Nous n'avons pas dessein de les décrire : le travail a été fait, et bien fait, et n'est pas à refaire ; nous n'en ferons que l'énumération complète, pour pouvoir en discuter les interprétations et l'étiologie sur une base solide.

II. — Accidents des sérothérapies

I. — Diphtérie.

« Dès l'année 1892, avec M. Nocard, nous avons entrepris d'immuniser des chevaux contre la diphtérie, parce que les expériences de MM. Roux et Vaillard sur le tétanos avaient montré que le sérum de cheval, même à des doses considérables, est inoffensif pour les animaux de laboratoire et *aussi pour l'homme.* » Cette phrase est écrite par M. Roux dans le célèbre mémoire, publié en septembre 1894, dans les Annales de l'Institut Pasteur, qui révélait officiellement les merveilleux résultats obtenus dans la sérothérapie de la diphtérie. Il semblerait que jamais, dans l'usage de ce sérum de cheval *inoffensif pour l'homme*, il ne dût y avoir d'accident. Il y en eut cependant, que MM. Roux, Martin et Chaillou avouent avec une parfaite bonne foi dans les pages suivantes.

Après l'injection, « dans l'immense majorité des cas, il n'y a
» aucune réaction locale ; si les précautions antiseptiques ont été
» négligées, il se produit une rougeur qui s'efface en 24-48 heures.
» 3 fois seulement nous avons eu un abcès qui a guéri rapide-
» ment après avoir été incisé. Un de ces enfants avait une asso-
» ciation à streptocoques ; à la suite de l'abcès, il a eu de la
» pneumonie, puis une arthrite qui a guéri après l'ouverture de
» l'articulation. Chez un autre il y a eu abcès et *gonflement articu-*
» *laire passager...*
» Les enfants ont reçu en général plus du 1000ᵉ de leur poids
» de sérum, et dans quelques cas exceptionnels presque le 100ᵉ.
» *Pendant la convalescence, quelques jours après l'injection du sérum,*
» *il survient des éruptions quelquefois mal définies, mais le plus*
» *souvent semblables à l'urticaire. Ces éruptions, qui ne s'accompa-*
» *gnent d'aucune fièvre, sont dues au sérum.* A côté de celles-ci, il
» en est d'autres qui provoquent un mouvement fébrile ; elles se
» remarquent surtout dans les diphtéries avec association ; elles
» nous paraissent devoir être rangées parmi les érythèmes infec-
» tieux fréquents après les angines (1). »

(1) (300 cas de diphtérie traités par le sérum antidiphtérique. Annales de l'Institut Pasteur, 1894, p. 644, 645).

Somme toute, c'étaient là des inconvénients plutôt que des accidents, et le praticien, appuyant sa confiance sur l'autorité d'un tel maître, semblait n'avoir rien à redouter de l'usage du précieux remède.

Cependant, dans les mois qui suivirent, en même temps que le nombre des succès grandissait et que la mortalité s'abaissait, pour les cas traités, à des taux inouïs, dans les statistiques mêmes les plus convaincues, le bilan des accidents, leur description prenait une place de plus en plus considérable. On en vint à ne plus s'arrêter aux résultats heureux qui n'étonnaient plus personne, et à ne considérer que les inconvénients de la méthode. Il y eut d'ardentes discussions à la Société médicale des Hôpitaux entre les défenseurs du sérum, qui voulaient l'innocenter de tous méfaits, et les adversaires, dont aucune raison de sentiment ne fermait les yeux à l'évidence des faits. On apporta des exemples fréquents, des cas de morts, qu'on discuta avec passion. La préoccupation des dangers exceptionnels faillit faire oublier les milliers de succès. Les familles eurent des scrupules, et quelquefois leur défiance refusa le bénéfice du nouveau remède (1).

Les accidents étaient ceux-ci :

A). Les **Abcès**. — Lorsque les précautions d'antisepsie rigoureuse sont prises, on peut les considérer comme des accidents exceptionnels. Roux (Congrès de Buda-Pesth, loco citato), n'en a vu que 3 fois sur 300 enfants ; Lebreton et Magdeleine,

---

(1) En Allemagne, l'indisposition générale envers la méthode sérothérapique semble plus marquée encore. Berliner, parlant de l'opportunité des immunisations préventives contre la diphtérie, écrit ces lignes. « La discussion sur le sérum thérapeutique à la Société médicale berlinoise a jeté le public dans une telle angoisse au sujet du nouveau remède, que l'on s'attire déjà de désagréables conséquences quand on emploie le remède contre la maladie elle-même. Mais vouloir s'obliger à les supporter dans l'espoir d'une brève sauvegarde (et la durée de celle-ci n'est rien moins que passagère, comme chacun le sait par les dossiers des inoculations), cela dépasse le courage et la résistance d'un praticien », Archiv für Kinderheilkunde, 1896, p. 115.

un seul sur 1200 injections ; Moizard et Perregaux, un seul sur plus de 600 injections ; Sevestre, sur 179 enfants traités en 1894, n'en a pas observé un seul.

En apportant à la Société médicale des Hôpitaux (19 juin 1896), le résultat statistique du service de la diphtérie à l'Hôpital des Enfants-Malades en 1895, M. Sevestre disait ceci :

« Quant aux accidents imputables au sérum, outre ceux qui ont été décrits à plusieurs reprises, on peut signaler encore une petite épidémie d'abcès. Presque tous les enfants injectés dans les huit derniers jours de décembre (à partir du 24), présentèrent des abcès au niveau des points où avaient été faites les injections. L'enquête apprit que l'on ne pouvait incriminer ni les instruments ni les opérateurs, mais que vraisemblablement il fallait rattacher l'infection à ce fait que le sérum avait été rapporté de l'Institut Pasteur par le garçon d'amphithéâtre, et se trouvait contenu dans un grand flacon dans lequel on puisait au fur et à mesure des besoins. A partir de ce moment, le sérum fut livré en petits flacons et apporté par un employé spécial. Depuis cette époque, les accidents de ce genre ont disparu. »

M. Variot nous a dit avoir observé à l'Hôpital Trousseau, *dans le même moment* que M. Sevestre, aux Enfants, une épidémie d'abcès de tous points comparable ; mais il ne put mettre en cause l'intermédiaire du garçon d'amphithéâtre, qui, de près ni de loin, ne fut en contact avec le sérum. Dans le cours de cette année 1896, M. Variot a eu, à deux reprises, de petites séries d'abcès, sans gravité d'ailleurs. Le personnel qui pratiquait les injections était le même, et les mêmes précautions antiseptiques ont été prises.

Nous n'insisterons pas davantage sur les abcès. Par la rareté même de la lésion (moins de une fois sur 500 injections), il semble bien prouvé que les cas isolés soient dus à un manque de soin, à une désinfection insuffisante de la peau ou des instruments, et les cas en série, à une altération accidentelle de la provision de sérum.

B). Les **Exanthèmes**. — Déjà signalés par Roux, confondus

tout d'abord par certains auteurs avec les érythèmes observés à la suite des diphtéries toxiques, décrits ensuite par tous les auteurs qui s'occupèrent de sérothérapie antidiphtérique, les exanthèmes sont beaucoup plus importants que les abcès et ne paraissent guère évitables. Dubreuilh (1), qui a dépouillé 1,946 observations, en a trouvé 244 (= 13 o/o), qui se divisent en : urticaires, 156 ; érythèmes scarlatiniformes, 46 ; érythèmes polymorphes : 31 ; érythèmes rubéoliformes : 11. Ce chiffre de 13 à 14 o/o n'est d'ailleurs qu'une moyenne, car si des auteurs en ont observé un nombre considérable (Lebreton et Magdeleine, 27 o/o, Mac Combie, 50 o/o), quelques-uns n'en ont jamais eu (Schwaeven), et d'autres, très peu (Bœrger 3 o/o, de Ranke 4 o/o). C'est par les statistiques allemandes qu'on voit combien les chiffres sont variables : le bureau d'hygiène impérial (Kais. Gesundheitsamt) a fait dans l'empire une enquête générale, et relève :

	Injections	Érythèmes
pour le 1er trimestre 1895	2228	178
pour le 2e trimestre 1895	2130	176
	4358	354 = 8,1 %.

Hartung, dans une étude intéressante sur « les Sérum-exanthèmes de la diphtérie (2), a fait le relevé des cas qu'il a pu connaître jusqu'à présent. Il trouve :

Praticiens	Injections	Exanthèmes	Pour cent.
Heubner, à Berlin	298	54	18.1
» à Leipsick	77	22	28
Baginski.	525	49	9.4
Soltmann	89	5	5.5
Von Ranke	118	5	4.2
Seitz	140	20	14.3
Unruh.	180	4	2.2
Forster	73	7	10
Schmaltz	38	4	9.5

(1) Les exanthèmes sérothérapiques, Congrès de Bordeaux, 1895.
(2) Yarbuch für Kinderheilkunde, juin 1896. Band. XLII, p 73.

Gunther.	33	3	9
Bokal.	120	11	9
Timmer, à Amsterdam	147	3o	20
Moizard, à Paris.	231	33	14
Risel, à Halle.	114	6	5.2
Kurth, à Brême.	97	5	5.15
Van Iles, à Hanovre.	52	3	6
Monti, à Vienne.	25	13	52 °/.
Richter	75	8	11.2
Schrœder, à Altona	63	7	11
Hager.	61	o	o
Bachmann.	35	o	o
Rump.	26	o	o
Zielenziger.	25	5	20 °/.
Altmann.	19	o	o
	2 661	294	11.4 °/.

Lui-même a eu à la clinique infantile de l'Université de
Leipzig, sur 375 enfants traités, 73 exanthèmes chez 68 sujets,
c'est-à-dire 18 °/o.

Les éruptions apparaissent généralement du cinquième au
treizième jour, sont possibles jusqu'au vingtième ; M. Legendre
a cité un cas où l'éruption se fit en deux poussées, la première cinq jours, la seconde quinze jours après l'injection ;
les auteurs allemands rapportent des faits semblables. — Elles
débutent assez souvent au niveau du point d'inoculation, et
envahissent plus ou moins le reste du tégument. Dans un cas,
M. Moizard (1) a observé chez un petit garçon atteint d'angine
grave avec association streptococcique et de bronchopneumonie,
du *purpura* sous forme de larges placards occupant l'abdomen,
et ayant pris naissance au niveau des points d'injection. Ce
cas est à éliminer, l'infection secondaire étant vraisemblablement la cause de l'accident.

Quelle que soit leur forme, les manifestations cutanées sont
passagères ; elles durent de 3 à 6 jours, et d'ordinaire s'accompagnent d'une élévation de température légère, d'un état
saburral, et parfois d'arthropathies.

(1) Soc. méd. des hôpitaux, décembre 1894.

C). **Les arthropathies**. — « Les arthropathies post-sérothérapiques sont simplement caractérisées par des douleurs
articulaires coïncidant le plus souvent avec des éruptions et
n'aboutissant jamais à la suppuration. La seule observation
d'arthrite suppurée publiée jusqu'ici, celle de Broca, est trop
complexe pour qu'on puisse incriminer sûrement le sérum
injecté.

Les arthropathies disparaissant en général avec les éruptions;
elles occupent de préférence le genou, le cou-de-pied, et s'accompagnent souvent de douleurs musculaires ou de névralgies,
parfois d'œdèmes au niveau du dos des mains et des pieds. »
(Roger, Congrès de Nancy, 1896, p. 104).

Les statistiques françaises sont muettes au sujet du nombre
des accidents articulaires. En Allemagne, l'enquête faite par
le Bureau impérial d'hygiène relève, du 1er janvier au 15 juillet
1895, pour 4358 cas de diphtérie traités par le sérum, 40
arthropathies (= 1,1 %). Soltmann, réunissant tous les cas
des cliniciens allemands, trouve, sur 2073 injectés, 40 arthropathies, c'est-à-dire 1,9 %.

D). **Accidents généraux**. — Il est assez difficile de faire
une démarcation exacte, parmi les effets généraux du sérum
sur l'organisme, entre ceux qu'on peut considérer comme normaux, et ceux qu'il faut appeler accidents.

Toute injection de sérum, normal ou thérapeutique, sur
l'animal ou sur l'homme, provoque sinon de la fièvre, du
moins un mouvement thermique allant de quelques dixièmes à
deux degrés, léger et fugace, commençant quelques heures,
parfois un ou deux jours après l'injection. Il est de règle
aussi que l'injection de tout sérum, sain ou antitoxique,
agisse sur la fonction urinaire en augmentant l'excrétion de
l'urée et des phosphates, diminuant celles des chlorures. Ce
sont là des effets physiologiques des sérums.

Mais on peut parler d'accidents de la sérothérapie quand

on observe, comme Heckel (1), de la peptonurie, ou comme
Legendre, de l'urobilinurie. Accident aussi, et plus grave,
l'apparition, au milieu du syndrôme post-sérothérapique (fièvre,
éruption, arthropathie), de l'albuminurie chez un individu dont
les urines jusqu'alors étaient restées normales. Pour être passagères, ces albuminuries ont pu néanmoins être quelquefois
inquiétantes, tout comme l'anurie que d'aucuns ont signalée.
Treymann (2) a même observé un cas de néphrite hémorrha-
gique, à la suite de l'emploi du sérum de Behring.

Le sérum agit aussi sur le sang. Outre les hémorrhagies
cutanées, il a pu provoquer des épistaxis et des hémorrhagies utérines. Dastros, de Marseille (3), a étudié avec soin
l'action du sérum sur les fonctions utérines, et a constaté
qu'appliqué au moment des règles il les augmente, dans
l'intervalle, il les provoque ; la métrorrhagie apparaît le lendemain de l'injection ou les jours suivants, et coexiste généralement avec une éruption cutanée. Il ne trouble pas la
marche de la grossesse. — Ewing (4) a découvert enfin que
le sérum antidiphtérique, par suite d'une action spécifique de
l'antitoxine diphtérique, amène une diminution du nombre
des leucocytes. Cette hypoleucocytose dure de vingt-quatre à
quarante-huit heures.

« Il s'agit probablement d'une action chimiotaxique négative, qui
détermine une telle accumulation de leucocytes dans les viscères qu'on
peut se demander dans quelques cas si elle n'est pas dangereuse...
Zagari et Calabrese ont observé une diminution du nombre des globules
rouges et de leur richesse en hémoglobine. Ces recherches semblent
d'autant plus intéressantes qu'on a accusé le sérum de provoquer des
états anémiques rebelles et graves; des enfants en ayant reçu à titre
préventif, seraient restés pendant des mois pâles, chétifs, sujets à des
éruptions furonculeuses; il y aurait eu un trouble marqué dans leur
nutrition et leur développement ». Roger (l. cit. page 109.)

(1) Münchener med. Wochenschrift, 1896, n° 8.
(2) Deutsche med. Wochenschrift, 1894, p. 51.
(3) Soc. médicale des hôpitaux, 15 avril 1895.
(4) New-York medical journal, 3 août 1895.

Les expériences de M. Arloing (Lyon médical, 1895) sur de jeunes cobayes, ont donné un appui nouveau à ces conclusions.

B). Autres accidents imputables au sérum.

« D'autres accidents imputables au sérum ont été observés au cours du syndrome post-sérothérapique, et ont coexisté avec des éruptions et des arthropathies. Ce sont, soit des vomissements, soit des diarrhées profuses, parfois dysentériformes et sanguinolentes, soit des adéno-pathies et de la tuméfaction de la rate, soit enfin des troubles cardia-ques. Ceux-ci sont assez fréquents, au moins d'après les observations publiées à l'étranger : arythmie cardiaque, tachycardie, bruit de galop, œdème des extrémités indiquant un notable affaiblissement du cœur. Ces divers troubles ont pu être assez graves pour inspirer les plus vives inquiétudes. » (Roger, loco. cit., p. 111).

On voit combien est chargé le bilan de la nocuité du sérum antidiphtérique. Mais ce n'est point assez encore ; certains obser-vateurs ont été plus avant dans leur réquisitoire, et lui ont reproché d'avoir tué leur malade. Sans parler de faits reten-tissants, mais sujets à caution, comme la mort subite de la fille du Dr Langerhans, injectée préventivement avec du sérum de Behring et morte 14 heures après, MM. Moizard et Bouchard, Hutinel, Thibierge, Guinon et Roufilange, Izor Alfoldi, Vierort, Lennox, Brown, Rosenthal, Pistis, Soltmann, Hagenbach, Variot, ont publié des cas mortels, où certes le mécanisme des phéno-mènes reste discutable, mais qu'il est impossible de récuser systé-matiquement. — Nous aurons d'ailleurs occasion d'en reparler, quand nous en viendrons à l'historique et à la critique des inter-prétations données à toute cette symptomatologie.

III. — Sérums antistreptococciques

(Nous ne trouverons pas pour les autres sérothérapies une pareille moisson de faits, à cause surtout du petit nombre d'expé-riences faites, comparé à la fréquence journalière et à l'univer-salité des sérothérapies antidiphtériques. Encore le peu d'observations que nous avons pu recueillir semblent-elles calquées sur les précédentes : le fait n'a rien d'étonnant, le véhicule du remède étant souvent identique, et toujours analogue).

Le sérum de Marmorek et les divers sérums antistreptococciques ont provoqué des urticaires, des érythèmes et des arthropathies. Outre ces inconvénients qu'il partage avec le sérum antidiphtérique, il a eu trop souvent, — lorsqu'il était préparé par l'inoculation de cultures vivantes aux animaux fournisseurs (équidés) — celui de provoquer aux points d'injection des abcès et des plaques d'érysipèle. Le travail de M. Variot (1) établit, par de nombreuses observations, que ces injections ont pu déterminer chez l'homme des abcès, des phlegmons, des lymphangites, des érysipèles, « parfois assez graves pour avoir inspiré de sérieuses inquiétudes ». Chez une dizaine d'enfants atteints d'amygdalites membraneuses, M. Variot « se proposa de rechercher l'action antimembraneuse du sérum de Marmorek ; mais les troubles produits par le remède furent bien autrement graves que ceux de la maladie elle-même. La température s'élevait de 2 ou 3 degrés quelques heures après l'injection ; la peau de la paroi abdominale devenait rouge, tendue et très douloureuse ; plusieurs fois, le lendemain de l'injection, j'ai cru être en présence d'un érysipèle phlegmoneux de la paroi abdominale. Les enfants étaient prostrés, avec la langue sèche ; la température se maintenait à 40° pendant deux ou trois jours, et à ce moment le pus commençait à se collecter sous la peau de l'abdomen. Lorsque le pus était évacué par une incision, la fièvre tombait, et l'état général s'améliorait ». Il va sans dire que les précautions les plus strictes étaient prises pour la stérilisation des instruments.

Il est naturel de penser que, dans pareils cas, des microbes encore vivants se trouvaient dans le liquide ; et M. Roger a pu constater que ces streptocoques avaient conservé une

(1) Journal de clinique et thérapeutique infantiles, 4 juin 1896.

certaine virulence. D'autres observateurs ont trouvé du streptocoque pur dans les abcès qui s'étaient formés aux points d'injection.

Il est aisé d'ailleurs de remédier à des inconvénients si graves; pour éviter que le sérum soit pyogène, il suffit de le filtrer sur bougie de porcelaine, ou de le prendre à l'animal assez longtemps après la dernière inoculation. On a pu, d'autre part, employer sans dommage, à dose considérable, un sérum *aseptique* : M. Roger, qui est l'auteur d'un sérum antistreptococcique, a injecté sans incidents, dans un cas remarquable, 3o0 cc. en quatre jours. Il s'agissait d'une fièvre puerpérale grave, et M. Pinard, appelé auprès de la patiente, avait jugé la situation désespérée; « la malade, qui était dans le coma au moment de l'intervention, guérit; » elle fut revue par M. Roger dix mois plus tard, « et n'avait présenté aucun trouble à la suite de ce traitement intensif »,

II. — Autres sérums.

Le sérum de *chien* semble très nocif; sous forme de sérum normal, à la dose minime de 1 à 2 cc. tous les deux jours, il a provoqué deux fois de l'urticaire sur 240 injections faites par Feulard à dix malades atteints de lupus; deux fois de l'urticaire, chez des tuberculeux traités par Simonet de Laborie. Morel-Lavallée l'emploie (2 à 4 cc. tous les 2 ou 4 jours), dans une tuberculose au début et dans un cas d'ostéomyélite prolongée, et observe du purpura, des palpitations, de la dyspnée et de l'hématurie.

Sous forme de sérum modifié, les accidents sont analogues : Héricourt et Richet inoculent au chien du sérum de syphilitiques, et quelques jours après injectent à des malades le sérum de l'animal (2 à 4 cc. par jour); ils observent des éruptions d'urticaire à la face, au cou, aux épaules, aux coudes. « Dans un cas, l'éruption survenue 7 jours après le début du traitement s'est accompagnée de fièvre avec vertiges, courbature et vomissements (1) ».

M. Toulouse, chef de clinique de M. Joffroy, injecte du sérum de chien syphilisé à deux paralytiques généraux syphilitiques, et du sérum de chien normal à 7 autres malades : il se produit des éruptions chez les deux malades traités par le sérum syphilisé, et chez 5 sur 7 de ceux qui ont reçu du sérum non syphilisé. Tantôt il s'agissait d'un érythème léger, tantôt l'éruption était localisée à la poitrine ou au tronc, tantôt généralisée. Parfois elle fut éphémère, d'autres fois elle persista pendant une semaine, s'accompagna de fièvre, et ne cessa que par la suspension des injections (2).

Même histoire avec le sérum normal ou modifié de l'*agneau*, de la *chèvre*, du *veau*. « Tommasoli a injecté du sérum normal d'agneau et de veau (4 à 6 cc. tous les deux jours) à 13 syphilitiques et à 4 malades atteints d'affections diverses. Souvent il y eut le lendemain de l'injection une plaque rouge au niveau de la piqûre ; un malade a présenté de l'urticaire, accompagné de fièvre et d'état gastrique (3) ».

Les sérums *antitétaniques* provoquent des éruptions analogues (urticaires partant du point piqué et se généralisant) ; Giusti et Bonainti (cités par Poix), ont remarqué « ce fait intéressant, que c'est le sérum de cheval qui provoque le plus facilement l'urticaire. » Le sérum liquide de Roux et Vaillard semble être remarquablement toléré ; l'homme peut supporter l'injection de doses considérables, 3 à 400 cc. sans autre inconvénient qu'un urticaire léger ; 2 cas d'anurie ont cependant été récemment observés par D. Macartney (1896).

Le sérum de *Maragliano* (cheval, âne ou chèvre) a aussi son cortège obligé d'accidents : on a noté de l'urticaire, des

(1) Poix. — « Le sérum antidiphtérique », thèse de Paris, 1896.
(2) Gaz. des Hôpitaux, 6 mars 1896.
(3) Poix. — Loc. cit., p. 31.

éruptions généralisées, des adénopathies, des douleurs articulaires, des températures élevées (1).

Sérothérapie antivariolique.

La sérothérapie antivariolique elle-même n'est pas exempte d'inconvénients. On nous permettra d'entrer dans plus de détails, car les données ne sont plus exactement les mêmes. Il ne s'agit plus ici d'injections de 1 ou 2 ou même de 20 à 3o cc,, mais d'injections massives. — Les recherches fructueuses qu'il a faites en collaboration avec MM. Chambon et Ménard (2) au sujet de l'immunité vaccinale, ont amené M. Béclère à se convaincre que M. Raynaud avait échoué parce qu'il opérait avec des doses de sérum beaucoup trop faibles. Pour immuniser une génisse contre la vaccine, il faut lui injecter au moins le 100e de son poids de sérum de génisse vaccinée. Encore ne produit-on pas l'immunisation complète, mais on diminue sensiblement l'intensité de l'éruption vaccinale ; le plus grand nombre des éléments éruptifs pustuleux avortent, et la virulence de leur contenu est nettement atténuée.

Etant donné le faible pouvoir immunisant du sérum de génisse vaccinée, il fallait, pour agir avec quelque chance de succès sur une variole déclarée, c'est-à-dire sur une infection dans toute sa puissance, employer chez l'homme des doses au moins aussi considérables.

La femme que M. Béclère présenta, guérie d'une variole cohérente, à la Société médicale des Hôpitaux, le 1o janvier 1896 (3), avait reçu en trois injections successives, faites en l'espace de 1 heure et 1/2, sous la peau de l'abdomen, 156o cc. de sérum de génisse vaccinée et n'avait, après cette injection

(1) Vigenaud, de Clermont-Ferrand. — Note lue par M. Rendu à la Soc. méd. des Hôpitaux, 15 mai 1896.

(2) Etudes sur l'immunité vaccinale et le pouvoir immunisant du sérum de génisse vaccinée, par MM. Béclère, Chambon et Ménard (Ann. Institut Pasteur, janv. 1896.

(3) Bulletin de la Soc. méd. des Hôpitaux, janvier 1896.

massive, présenté comme signe d'intoxication sérique qu'un léger exanthème urticarien à la partie interne des genoux et de la cuisse droite, et sous le sein droit (9 jours après l'injection). En laissant de côté la question de la valeur curatrice vis-à-vis de la variole du sérum de génisse vaccinée, cette observation montrait que l'injection sous-cutanée de ce sérum en grande quantité est presque inoffensive pour l'homme ; 14 essais antérieurs avaient établi ce fait, que de nouvelles observations ont confirmé.

Jusqu'à ce jour, M. Béclère a eu l'occasion de traiter par sa méthode, 26 malades. Sur les 19 dont l'histoire a fait l'objet d'une communication orale au Congrès de Médecine interne de Nancy (1), les trois premiers ont reçu le 100ᵉ de leur poids de sérum ; 7 environ le 50ᵉ, 4 le 33ᵉ et 5 le 20ᵉ. Il est difficile d'injecter plus du 50ᵉ de leur poids à des adultes, à moins qu'ils ne soient très maigres ; mais un enfant de 3 mois 1/2 a reçu le 25ᵉ de son poids (200 cc.), et deux autres, de 21 mois et de 26 jours, ont reçu le 20ᵉ (450 et 150 cc.) de leur poids de sérum.

Sur ces 19 injectés, 5 n'avaient jamais été vaccinés ; 7 eurent des accidents : symptômes remarquablement bénins, eu égard à la quantité énorme de sérum injectée, et qui n'eurent jamais plus de gravité que les accidents ordinaires de la sérothérapie antidiphtérique : il n'y eut que des exanthèmes morbilliformes, apparaissant 6 à 10 jours après l'injection, « parfois accompagnés de quelques élevures urticariennes, d'ordinaire assez pâles, presque invariablement apyrétiques, sans troubles généraux et toujours de courte durée ». Dans une série plus récente de faits, M. Béclère a néanmoins observé, dans les mêmes conditions, des arthropathies et, dans un cas qui sera publié, des accidents plus graves.

Le sérum de génisse, malgré la remarquable tolérance de

(1) Béclère. — « Note sur la sérumthérapie de la variole (séance du 7 août 1896).

l'organisme humain à son égard, et bien qu'il soit beaucoup moins toxique que celui du cheval, n'est donc pas encore indifférent. Le seul sérum dont l'usage ne se soit signalé par aucun accident est le *sérum de l'homme injecté à l'homme;* ni Pellizari, ni Gilbert et Fournier, qui ont injecté à des syphilitiques du sérum stérilisé de syphilitiques en pleine évolution ou en voie d'amélioration, n'ont signalé d'accidents éruptifs : fait conforme à cette loi générale de biologie que le sérum d'une espèce animale n'est pas toxique pour les animaux de la même espèce.

IV. — Interprétations données aux accidents

Les cliniciens, ayant pris des mains des expérimentateurs le remède nouveau qui leur était offert, se trouvèrent bientôt en présence des faits que nous venons de signaler; ils avaient la satisfaction profonde de guérir dans des proportions inconnues des affections comptant jusqu'alors parmi les plus redoutables, mais la joie n'était pas sans mélange et, le premier danger conjuré, il restait une inquiétude sérieuse : le malade, sauvé de l'infection, n'allait-il pas être mis en péril par le remède? Était-ce d'ailleurs bien le remède qui était cause des accidents? Et comment expliquer la genèse de ceux-ci?

La première en date des interprétations données et la plus simple, est celle de MM. Roux, Martin et Chaillou, dans leur premier Mémoire (1) : à côté des éruptions qui ne s'accompagnent d'aucune fièvre et qui sont dues au sérum, « il en est d'autres qui provoquent un mouvement fébrile; elles se remarquent surtout dans les diphtéries *avec association;* elles nous paraissent devoir être rangées *parmi les érythèmes infectieux fréquents après les angines* »,

A la séance du 2 novembre 1894, la Société médicale des Hôpitaux, au cours d'une discussion sur les « Érythèmes infec-

(1) Ann. Inst. Pasteur, 1894, p. 645.

tieux et toxiques », M. Legendre, parlant « des éruptions diverses, si fréquentes après les injections de sérum antidiphtérique », et des élévations thermiques et des arthropathies qui les accompagnent quelquefois, disait déjà : « Je pense que cet état pathologique est imputable *au sérum de certains chevaux* et non à l'antitoxine. » Et dans la séance du 14 décembre : « Il serait bien intéressant de connaître le déterminisme de ces accidents. Ils semblent d'une fréquence très variable, suivant le cheval auquel a été pris le sérum; cette remarque a surtout été faite à propos de l'urticaire. Dans ce cas, il serait très utile de savoir *quels seront*, parmi la centaine de chevaux immunisés dont le sérum sera mis en circulation dans quelques jours par toute la France, *ceux dont le sérum* donnera lieu à des accidents de ce genre. Peut-être aussi *le tempérament ou les propathies du sujet* sont-ils des facteurs à envisager?... »

C'est aussi l'opinion de MM. Lebreton et Magdeleine (Soc. des Hôpitaux, 1er février 1895), qui font intervenir en outre un facteur nouveau, la toxine injectée (?) : « Les éruptions tiennent évidemment au sérum injecté; nous n'en voulons pour preuve que cette différence dans leur fréquence, suivant tel ou tel sérum, et surtout leur apparition chez des enfants non diphtériques, n'ayant subi qu'une injection préventive (4 cas)... »

« L'albuminurie est d'une interprétation difficile; la diphtérie la donne par elle-même; mais dans plusieurs cas il est difficile de ne pas la rapporter *à l'élimination de la toxine injectée*, lorsqu'on la voit coïncider avec les éruptions abondantes, et surtout survenir chez des enfants ayant subi une ou deux injections préventives sans diphtérie (3 cas). »

Le 1er mars (Soc. méd. des Hôp.), M. Variot, insistant surtout sur l'action hyperthermisante du sérum et sur les troubles circulatoires qui suivent l'injection (arythmie et éréthisme cardiaques, défaillances du pouls), donnait une explication analogue :

« Le myocarde semble avoir subi l'influence d'une *substance toxique spéciale.* Nous ignorons jusqu'à présent ce que c'est que l'antitoxine, aucun chimiste ne l'a isolée à l'état de pureté... A priori, il est permis de supposer que l'antitoxine que nous manions dans le sérum immunisé par des doses massives de toxine, n'est que la *toxine elle-même* modifiée par le fait de son incorporation au sang et à l'organisme des animaux... Cette antitoxine, pouvant produire l'hyperthermie, les troubles cardiaques, les éruptions cutanées, se rapproche donc physiologiquement des toxines élaborées par les diphtéries normales... »

M. Legendre (Soc. des Hôp., 29 mars 1895), fait intervenir encore le *microbisme latent :*

« M. Bouchard a montré que, même les solutions aseptiques injectées dans le tissu cellulaire sous-cutané peuvent donner lieu à des accidents septiques. Nos tissus ne sont pas aussi exempts de microbes qu'on l'avait admis ; ils sont traversés souvent par des bactéries, venues par exemple de l'intestin, et qui, à l'état normal, restent inoffensives parce que la phagocytose les détruit incessamment. Mais qu'une perturbation quelconque, une contusion ou la dilacération des mailles du tissu conjonctif par une injection même aseptique intervienne, les phagocytes ne peuvent plus s'emparer des microbes et le microbisme latent se révèle par des accidents septiques légers ou passagers, dont la réaction thermique est le symptôme le plus habituel. » (1)

M. Sevestre (29 mars 1895) intervient dans le débat et par l'observation de quatre malades atteints d'angines sans bacilles de Loeffler, à qui il a injecté du sérum de cheval non immunisé, et qui ont présenté les mêmes accidents que

---

(1) Soltmann a conclu tout récemment encore dans le même sens : « Il n'est pas démontré encore, dit-il, que le déterminant étiologique soit constitué uniquement par des substances chimiques contenues dans les sérums animaux, et qu'il faille par conséquent considérer les sérum-exanthèmes comme de *purs exanthèmes médicamenteux.*

Maints exanthèmes sériques, surtout les polymorphes accompagnés de fièvre ont une symptomatologie qui rappelle celle des maladies infectieuses. On a prétendu déjà de divers côtés que l'érythème noueux était une maladie infectieuse (Unna).

Il est donc à penser que dans maints exanthèmes sériques, un agent infectieux jusqu'à présent inconnu, joue son rôle » (Die serum exanthème bei Diphtérie. Yarbuch für Kinderh., 4 juin 1896, p. 136).

les diphtériques traités par l'antitoxine, démontre et conclut « que ces phénomènes (réaction fébrile et éruptions) ne résultent peut-être pas de l'action de l'antitoxine, mais plutôt de l'influence du sérum lui-même. »

Le 19 avril, MM. d'Astros et Engelhardt, de Marseille, dans une note lue à la Société des Hôpitaux, par M. Hutinel, sur la sérothérapie de la diphtérie à l'Hôpital de la Conception de Marseille, — note où ils mettent en lumière l'influence du sérum sur les fonctions menstruelles, — apportent une hypothèse nouvelle : « Les observations démontrent que les réactions thermiques sont inconstantes, qu'elles sont variables, et qu'elles relèvent très vraisemblablement de *prédispositions individuelles*. Celui de nos enfants chez lequel la réaction fut la plus forte était certainement le plus chétif. »

A ce moment sont signalés deux cas mortels (MM. Guinon et Rouffilange). — Revue des maladies de l'enfance, mars 1895), MM. Moizard et Bouchard (Soc. des Hôp., 5 juillet 1895), et un cas grave (anurie et collapsus), terminé par guérison (Thibierge. — Revue mal. de l'enfance, mai 1895).

M. Moizard n'hésite pas à les attribuer au sérum.

M. Sevestre, désireux « d'innocenter le sérum de ses méfaits », met en cause les agents des infections concomitantes ou surajoutées, avant tout le *Streptocoque*. Chez la plupart des malades qui ont présenté des éruptions polymorphes, des arthralgies, etc., l'examen bactériologique révèle l'existence du streptocoque, soit seul, soit associé au bacille. Il cite le cas de la petite Germaine C..., qui, du 28 octobre au 8 novembre, reçoit 80 cc. de sérum en 10 injections, est trachéotomisée le 3 janvier, « le 4, on recueillit par la canule un pus très abondant, dans lequel l'examen direct faisait reconnaître des streptocoques en longues chaînettes, extrêmement abondants, et aussi des staphylocoques et des pneumocoques. Or, cette enfant, qui, à la suite des injections répétées de sérum, *n'avait eu qu'une légère poussée d'urticaire* (3 et 4 novembre), *présentait, le 7 janvier, un érythème polymorphe très marqué*, accompagné de fièvre et d'un état général très mauvais. »

Pour M. Sevestre, il est évident que les « accidents dits post-sérothérapiques offrent une relation positive avec l'existence d'un streptocoque virulent, et la gravité de ces accidents paraît même être en rapport avec la virulence de ce streptocoque. » M. Sevestre divise schématiquement en trois catégories les *phénomènes* qui suivent la sérothérapie : les *immédiats* (élévation de température et modifications du pouls); 2° les *précoces* (au bout de quatre à six jours, quelquefois huit à dix, urticaire et légère élévation de température) : ceux-ci, manifestement en rapport de cause avec l'injection de sérum, semblant dus à un état particulier du cheval, ce qui explique leur fréquence à certains moments, et leur absence pendant des semaines et des mois; 3° les phénomènes *tardifs* (du treizième au quinzième jour, éruptions polymorphes, arthropathies, albuminurie, état général plus ou moins atteints), accidents vrais, causés par le streptocoque et par ses toxines. L'auteur insiste sur leur absence constante (?) dans les cas de diphtérie pure : l'infection streptococcique concomitante en est la cause essentielle ; tout au plus, le sérum de Roux pourrait-il en favoriser le développement à titre de cause occasionnelle, peut-être en diminuant la résistance de l'organisme et en facilitant l'infection streptococcique chez *les individus prédisposés.*

Ces conclusions soulevèrent presque immédiatement des objections graves. M. Netter, qui a injecté à une enfant atteinte de pleurésie purulente métapneumonique 6 cc. d'un sérum antipneumococcique de lapin, a observé, onze jours après l'injection, des douleurs de ventre atroces, 39°5 de fièvre, une éruption érythémateuse confluente et de l'arthropathie ; il assimile avec raison cette observation à celles qu'on a pu faire chez les enfants qui ont reçu du sérum antidiphtérique. On les observe aussi après le sérum antituberculeux de Maragliano; à Menton, où l'usage de ce sérum (cheval, âne ou chèvre) est assez répandu, on les considère comme habituels, et leur symptomatologie comporte : l'urticaire, l'erythème plus ou moins généralisé, avec ou sans taches purpuriques, la fièvre et des douleurs articulaires quelquefois très vives. Aussi, pour M. Netter, dans ce processus général, « il ne s'agit pas d'accidents dus au streptocoque. La substance qui donne naissance aux accidents n'est pas introduite par le processus d'immunisation, mais est un élément *préexistant* dans le sérum, élément dont la nature reste encore inconnue qui, vraisemblablement, ne se trouve que *dans le sang de certains animaux, et seulement à des moments donnés.* » D'ailleurs le streptocoque existe à l'état normal dans la bouche de la plupart, sinon de tous les sujets ; la présence de streptocoques virulents dans les observations de M. Sevestre n'est donc pas démonstrative.

MM. Legendre et Variot font également des réserves sur l'interprétation proposée par M. Sevestre. M. Variot admet l'hypothèse que les substances albuminoïdes du sérum, injectées sous la peau, ne s'éliminent pas par les urines. Avant d'être rejetées par les émonctoires de l'organisme, ces substances protéiques qui se mêlent au sang et aux humeurs sans s'y incorporer directement, se transforment, se dédoublent, et ce sont vraisemblablement ces produits de dédoublement des molécules albuminoïdes qui, *après une période de temps assez fixe,* déterminent les troubles divers de l'intoxication sérique. L'auteur fait remarquer que cette hypothèse n'est pas étayée sur des expériences directes, mais elle est conforme à ce que nous savons des modifications très complexes des matières albuminoïdes artificiellement introduites dans l'organisme.

Citons enfin l'opinion de David Walsch, pour qui ce serait *l'élimination des toxines* qui provoquerait une irritation des organes d'excrétion. Il compare les exanthèmes post-sériques à ceux que l'on observe après les injections de tuberculine de Koch. C'est à des irritations du même ordre, qui s'observent parfois du côté des reins et du tube digestif, à l'excrétion des toxines par l'intestin, qu'il faudrait rattacher ces diarrhées dysentériformes que M. Sevestre, le premier, puis MM. Moizard et Maranger, ont signalées à la suite des injections du sérum.

I. — Rôle des toxines [1]

Nous avons rapporté sans commentaires les opinions diverses qu'ont successivement émises les maîtres sur l'éclosion des accidents des sérothérapies. On voit que si le problème étiologique est obscur, l'interprétation est nombreuse et variée. Mais il semble que le temps ait déjà fait justice de quelques-unes d'entre elles. Les travaux nombreux entrepris de toutes parts ont fixé le rôle des divers agents qui entrent en jeu. On peut aujourd'hui, dans ce vaste champ d'hypothèses, faire de légitimes exclusions, et dégager une solution ferme, exacte et simple de cette question si controversée.

Les toxines servant à la préparation des divers sérums thérapeutiques semblent devoir être éliminées les premières. Les auteurs des sérums laissent passer un temps suffisamment long (20 jours, pour le cheval, à l'Institut Pasteur) entre la dernière inoculation toxique à l'animal et la première saignée, pour que les toxines injectées aient pu être éliminées par les émonctoires naturels. En supposant d'ailleurs que l'élimination des toxines injectées soit beaucoup moins rapide qu'on ne croit et que, par l'imprégnation lente et continue, l'animal, bien que revenu à la santé, garde en ses humeurs des substances nocives, rien ne prouve que cette toxine, présente dans le sérum, doive se manifester chez le malade traité. Celui-ci, par le fait même de sa maladie, est sous le coup de l'infection; il est le terrain de culture du microbe, qui déverse directement la toxine dans son organisme. Les 10 cc. de sérum de Roux qu'on injecte à un diphtérique ne pourraient jamais contenir qu'une quantité infinitésimale

<hr>

[1] Qu'il nous soit permis une dernière fois pour toutes de faire observer que si, dans la critique que nous allons faire des interprétations données, la sérothérapie antidiphtérique occupe la plus grande place, ce n'est pas que nous ayons fait d'elle, au détriment des autres, une étude exclusive; mais le grand nombre des sérothérapies antidiphtériques fournit une si ample moisson de faits bien observés, qu'on trouve dans sa seule histoire tous les éléments d'une étude complète de toutes les questions que soulève la thérapeutique par les sérums.

de toxine propre: il serait au moins étrange que ce quantum impondérable fît survenir dans un organisme déjà imprégné de la même toxine *des accidents spéciaux après un temps propre d'incubation.*

Admettons d'autre part qu'en injectant le sérum on introduise de la toxine et que cette toxine surajoutée ait sa nocivité propre. L'activité extrême des produits microbiens permet cette hypothèse : M. Nocard a pu dire qu'il n'y avait pas de venins dont la puissance approche celle des poisons des microbes de la diphtérie et du tétanos « qui, à la dose de 1/10 de cc. (2 gouttes), peut tuer un cheval vigoureux. » On est en droit de craindre que le peu de toxine que pourrait contenir le sérum agisse pour sa part. Mais alors, les accidents seraient en rapport avec les doses introduites : or 1 ou 2 cc. ont pu provoquer les accidents graves, alors que 10 ou 20 cc. et davantage du même échantillon ont été parfaitement supportés.

De plus, l'introduction d'une nouvelle quantité de toxine se manifesterait par une recrudescence des effets propres du poison. On sait par les recherches de Bouchut (1868) et de Dubrisay, confirmées par les travaux ultérieurs de Gabritschewsky (1) et d'Ewing, qu'un des effets constants de la toxine diphtérique sur la constitution du sang est d'augmenter le nombre des leucocytes. Or, contrairement au poison diphtérique, le sérum amène une diminution de la leucocytose. Ce n'est pas une action banale que provoque n'importe quel sérum : les recherches d'Ewing établissent nettement qu'il s'agit d'une action spécifique due à l'antitoxine. Le sérum en outre augmente l'aptitude des leucocytes à se laisser colorer ; les toxines ont justement un effet inverse.

Le seul fait enfin que les *accidents sont aussi fréquents avec le sérum normal,* montre que la présence de la toxine n'est pas nécessaire à leur production. L'ensemble de ces considérations légitime donc cette première conclusion : **les toxines ne jouent aucun rôle dans la pathogénie des accidents.**

(1) Ann. de l'Instit. Pasteur, 1894.

II. — Rôle de l'antitoxine

Les auteurs, qui ont accusé l'antitoxine des méfaits de la sérothérapie, n'ont pu faire qu'une hypothèse gratuite en incriminant la substance *inconnue* qui donne au sérum sa valeur curative. Nous ignorons presque tout de ces antidotes des poisons microbiens. Behring avait admis d'abord que l'antitoxine neutralise la toxine, comme une base neutralise un acide : le sérum contiendrait un antidote vrai, qui détruirait le poison, d'où le nom de *toxinicide* qu'il lui avait donné.

Les travaux de Buchner, Ehrlich, Roux, Vaillard, Calmette, Bouchard, ont infirmé la conception de Behring, et démontré que l'antitoxine n'a aucune action sur la toxine. Ce sont les effets physiologiques qui se neutralisent, et non les actions chimiques. Les antitoxines agissent sur les cellules et sur l'organisme lui-même ; elles mettent les cellules dans un état tel qu'elles ne se laissent plus influencer, ou peut-être ne se laissent plus pénétrer par le poison. Une expérience toute récente de MM. Calmette et Delarde (1) met en lumière d'une façon éclatante ce mécanisme de l'action locale des sérums antitoxiques :

« Lorsqu'on instille quelques gouttes de sérum antiabrique entre les paupières d'un lapin neuf, il ne se produit pas de diapédèse leucocytaire, et on ne constate aucune modification apparente des tissus de la conjonctive. — Cependant, si après avoir lavé l'œil de ce lapin avec de l'eau distillée, nous laissons tomber à sa surface deux gouttes d'une solution d'abrine, nous n'observons ultérieurement aucune réaction inflammatoire, tandis que cette même solution d'abrine provoque sur l'œil d'un lapin non traité ou sur l'autre œil du même lapin une violente ophtalmie.

L'animal n'avait donc aucune immunité active à l'égard de l'abrine, mais les cellules de sa conjonctive qui ont été imprégnées par le sérum, sont devenues immédiatement insensibles à l'action du poison ».

On tend aujourd'hui à considérer les principes actifs des sérums antitoxiques, non comme des corps alcaloïdiques, mais

(1) Annales de l'Institut Pasteur, 25 décembre 1898, p. 697.

comme des albuminoïdes. MM. Guérin, Macé et Ogata y voient des diastases ; pour la plupart des auteurs, ce sont des globulines. Hankin les nomme « protéines défensives, » et appelle « phylaxines » celles qui caractérisent le sang des animaux vaccinés. Il décrit dans ce groupe des mycophylaxines et des toxophylaxines, suivant que l'action de la protéine se porte sur le microbe vivant ou sur ses produits, c'est-à-dire suivant qu'il s'agit d'une action antibactérienne ou d'une action antitoxique. Somme toute, injecter à un diphtérique 10 cc. de sérum, c'est introduire dans son organisme un sérum qui modifiera toutes ses humeurs, et par elles, agissant sur les cellules, augmentera leur résistance ou empêchera leur imprégnation par le poison.

Il ne ressort guère de cet exposé rapide de l'état de nos connaissances (dirais-je plutôt, de l'état de notre ignorance) à l'égard de la nature des antitoxines, qu'on puisse accuser celles-ci, qui varient avec chaque infection, des accidents identiques que provoquent les sérothérapies. Mais il serait aussi très difficile de les innocenter, si des expériences très précises sur les effets comparés des sérums normaux et des sérums thérapeutiques n'avaient mis nettement les antitoxines hors de cause.

1° Si l'antitoxine est un déterminant des accidents, le nombre des exanthèmes observés doit logiquement être proportionnel à la quantité du médicament injecté. L'expérience d'Unruh (1) nous renseigne à ce sujet : des malades, qui ont séjourné pour le moins 10 jours à la clinique (à partir du jour de l'injection) :

ont reçu 600 Unités Imm. 40 fois, ont présenté 10 fois exanthèmes = 25 %

900	»	»	2 »	»	1 »	» = 50
1000	»	»	170 »	»	47 »	» = 27 %
1200	»	»	15		5 »	» = 33
1500	»	»	21 } 34		2 } 6	» = 9.6 } 17 %
1600-3500	»	»	13		4	» = 30.7

(1) Hartung : die serumexanthème bei Dipht., loco cit. p. 79.

On a donc observé proportionnellement plus d'exanthèmes après l'injection de 600 U. I. (25 %) qu'après celle de 1500 à 3500 U. I. (17 %), ou encore il s'en est fait tout autant après 42 injections de 600 à 900 U. I. qu'après 49 injections de 1200 à 3500 U. I. Donc la quantité des exanthèmes n'est nullement proportionnelle à la masse de l'antitoxine injectée.

Ruffer (1) assure que les éruptions sont d'autant plus rares que la capacité antitoxique du sérum est plus forte (et que par conséquent la quantité du liquide injecté est plus faible).

2° Zagari et Calabrese (2), dans une seconde série de travaux très consciencieux, ont étudié avec un soin minutieux les effets comparés de sérums d'animaux normaux et d'animaux immunisés sur l'organisme de l'animal et de l'homme.

En faisant à des lapins, dans la veine de l'oreille, des injections de sérum de cheval normal, on peut pousser la dose jusqu'à 50 cc. par kilogr., en ne provoquant que des troubles légers, et l'animal survit : en la portant à 70, 80, 90 cc. par kilogr., la mort arrive respectivement au bout de 8 jours, 6 jours et 12 heures ; pour provoquer la mort immédiate ou rapide après l'injection, il faut introduire 95 cc. par kilogr.

Au chien, il faut injecter, pour atteindre la dose toxique, 125 cc. par kilogr.

« Si maintenant nous considérons les résultats obtenus avec le sérum du cheval immunisé, il apparaît que le sérum antidiphtérique a *un pouvoir toxique quasi inférieur* à celui du cheval normal.

» De fait, à la dose de 70 cc. par kilogr., la mort chez le lapin survient au bout de 16 jours (avec le sérum normal, au bout de 8), à la dose de 80 cc. au bout de 15 jours (sérum sain, 5 jours),
    »   de 90 cc.   »   3 jours (» » 12 heures),
    »   95-100-115 et 133 cc. au bout de 12, 10, 5 et 3 heures.
Avec la même dose de sérum sain, la mort est immédiate, on suit de près l'injection.

» Chez le chien, avec 100 et 125 cc. par kilogr., l'animal survit; les mêmes doses de sérum normal tuent en 12 heures et en 1 h. (Expériences sur 20 lapins et 4 chiens).

» Mais à bien considérer ces résultats, le degré moindre de toxicité du

(1) Deutsche med. Wochenschr. 1895, n° 16, p. 264).

(2) Ulteriori ricerche clin. et sperimentale sulla tossina ed antitossina difterica (Naples, 1895 .

sérum antidiphtérique comparé au sérum sain, semble de peu d'importance, et ne doit pas être attribué à l'état d'immunisation de l'animal qui l'a fourni. On peut le faire rentrer avec assez de vraisemblance dans ces petites différences individuelles, inhérentes à l'organisme, que rencontrent souvent ceux qui s'occupent d'études biologiques. — Aussi, si nous hésitons à déclarer le s. antidiphtérique moins toxique que celui du cheval sain, pouvons-nous du moins lui assigner un degré de toxicité égal, et sans crainte d'erreur, *la plus faible toxicité que nous connaissions...* »

Le pouvoir urotoxique est absolument le même (expériences sur 7 grenouilles, 7 lapins et 6 chiens), que l'urine provienne d'un cheval sain ou d'un cheval immunisé ; il égale 2 à 2.5 cc. pour un kilogr. de lapin, 3 à 3.5 pour 1 kilogr. de chien. Le coefficient urotoxique, dans l'un et l'autre, est entre 4,8 et 3,9 pour le lapin, entre 3,2 et 2,7 pour le chien.

Effets sur la thermogénèse. — « 3 lapins, dont la température moyenne est de 39,4 le matin et de 39,7 le soir, reçoivent 10 cc. par kilog. de sérum de cheval sain ; ils présentent le soir de l'injection une élévation de température moyenne de 1,1 ; ils marquent, le premier 40.7, le second 41.5 ; le troisième, 39,8. Chez le second, le mouvement fébrile continua jusqu'au lendemain : (temp. le matin, 40,3).

» 3 autres lapins, dont la température moyenne est de 39,5 le matin et de 39,7 le soir, recevant de même 10 cc. de s. antidiphtérique ; ils présentent le soir de l'injection une élévation de température moyenne de 0,8. Ils marquent le soir, le premier 40,7, le second 40,1, le troisième 40,2. Dans aucun des trois cas, la poussée fébrile ne dure jusqu'au lendemain matin.

Le nommé Vacca, Michel, 64 ans, reçoit une injection de cheval normal ; Fei Misach, 40 ans, et D. Lavallo, 38 ans, reçoivent du s. de cheval immunisé : « l'élévation de température fut aussi manifeste chez les deux individus traités avec le s. antidiphtérique que chez celui qui reçut du s. sain, et dans les mêmes proportions que nous l'avons relevé dans nos expériences sur les lapins ».

Effets sur la fonction cardio-vasculaire. — L'effet est absolument identique, que l'on injecte au chien ou à l'homme du sérum sain ou du s. antidiphtérique. Les battements du cœur sont moins fréquents chez le chien, de 15 à 30 secondes après l'injection : ils tombent de 125 à 99 (s. normal) et de 120 à 97 (s. antidiphtérique). La pression cardiaque augmente : chez le chien, elle passe de 130 mm. Hg. au moment de l'injection (s. sain), à 170 mm. un quart d'heure après, et revient au bout d'une heure à 130 ; elle va d'autre part (s. antidiphtérique) de 120 mm. au moment de l'injection à 150 un quart d'heure après, et revient en une heure à 125 mm.

Mêmes effets chez l'homme ; et de fait, les tracés sphygmographiques que montrent les auteurs sont identiques dans leurs variations après l'injection de l'un ou de l'autre des sérums.

Effets généraux. — Le s. normal et le s. antidiphtérique ont une action absolument semblable sur la crase sanguine : après l'une ou l'autre des injections, on observe, dans la journée suivante, une diminution des globules rouges (pouvant aller jusqu'à 1 million par mm. c.), et de l'hémoglobine ; « Il ont à un degré très faible, mais égal, le pouvoir d'attirer (chimiotaxie positive) les leucocytes, à peine supérieur à celui qu'a l'eau distillée, et de beaucoup inférieur à celui que possède la toxine diphtérique.

» Aucun des deux sérums n'a d'influence directe pour déterminer le moindre trouble sur l'activité du rein, que ce filtre se trouve en des conditions normales ou pathologiques ; seules des doses extraordinairement élevées (20 cc. à des lapins de 1 kil. 250 [sérum normal] et de 1 kil. 510 [s. antidiphtérique], — ce qui représenterait une injection de 500 à 1000 cc. pour un homme de 50 à 60 kil.), peuvent provoquer un processus inflammatoire (glomérulo-néphrite), toujours léger et tendant à la réparation.

» Il n'y a pas, à la dose thérapeutique, d'influence appréciable sur les échanges matériels. Par contre, l'un et l'autre des sérums sont capables de déterminer sur l'état général de l'organisme des troubles d'une certaine importance, que nous jugeons devoir rapporter à une substance particulière qui se trouve dans le sang des animaux sains, sans pouvoir affirmer qu'elle soit constante dans le sang desdits animaux : tout au plus dirions-nous qu'elle y est accidentelle.

» Les fonctions protectrices que la toxine ou l'antitoxine excitent dans l'organisme, résident dans le sang et résultent probablement de l'activité vitale des leucocytes. Il n'est pas donné encore de pouvoir affirmer par quel mécanisme ces substances sont annulées, ou par quel émonctoire elles s'éliminent : de toutes façons, *le rein n'y a aucune part.* »

Nous avons longuement rapporté les résultats des très-consciencieux travaux de Zagari et Calabrese, et quelques-unes de leurs conclusions ; car il n'est pas, que nous sachions, un plus éloquent plaidoyer en faveur de l'innocuité spéciale de l'antitoxine.

G. Poix, dans un travail justement cité (1), a repris, sans les connaître, les recherches des savants italiens ; il est arrivé à des résultats identiques, et conclut comme eux. Quoique ces

(1) Recherches critiq. et expérim. sur le sérum antidiphtérique (th. de Paris, 1896).

auteurs n'aient étudié que le sérum antidiphtérique, il est permis de généraliser leurs démonstrations aux autres sérums antitoxiques ; dans les diverses sérothérapies, les antitoxines varient, mais les accidents restent les mêmes, parce que le véhicule, cause efficiente, n'a pas changé.

Il est une autre hypothèse que nous imaginons possible. Il reste à savoir, en effet, si l'antitoxine ne peut être mise en cause *indirectement* : on peut supposer, par exemple, qu'elle produit les accidents toxiques en provoquant, par la réaction générale de l'organisme, une élimination rapide et massive du poison diphtérique (d'où les érythèmes, les arthropathies, etc.). Le poison, cantonné dans les tissus, au lieu de s'éliminer lentement par les émonctoires naturels, est expulsé en masse des cellules qu'il imprègne ; et cette pléthore de produits infectieux mis subitement en mouvement produit du côté des téguments externes, des articulations ou des grands appareils, des désordres dont l'intensité est en raison directe de la quantité des toxines mobilisées.

L'hypothèse était insoluble avec les données récentes de la science (1) ; mais le jour est proche, sinon arrivé, où l'antitoxine, enfin isolée, livrera le secret de sa nature, de sa composition et de ses actions propres. Jusqu'à ce que ces recherches soient faites, nous croyons que la considération des faits positifs établis par les recherches des auteurs dont nous avons analysé les travaux, légitime cette seconde conclusion :

L'antitoxine différente contenue dans chacun des sérums n'a aucune part dans la genèse des accidents, toujours les mêmes, qui s'observent après les diverses sérothérapies.

---

(1) « Notons cependant qu'il se déclare autant d'exanthèmes après les injections préventives faites avec les sérums thérapeutiques, et qu'ils sont absolument analogues à ceux que l'on observe après les injections curatrices. Ainsi B Johanessen n'a pas observé, chez 41 sujets immunisés, moins de 31 exanthèmes, les uns locaux, les autres généraux, quelquefois récidivants, et accompagnés maintes fois d'arthropathies et de gonflements articulaires » (Soltmann, loc. cit. p. 133).

III. — Rôle du sérum

On sait depuis longtemps que l'injection intra-veineuse de sérum d'une espèce animale à une autre est toujours suivie d'accidents graves, et que le degré de toxicité d'un même sérum varie suivant l'espèce à laquelle on l'injecte.

On a pu dresser, en expérimentant sur l'animal, une échelle de toxicité des divers sérums ; en pratiquant sur le lapin des injections intra-veineuses, on obtient les résultats suivants :

Bœuf, dose mortelle pr 1 kil. : 8 cc. (Rummo et Bordoni).
Brebis,   —   12 cc.   —
Veau,   —   13 cc.   —
Homme,   —   15 cc. (Mairet et Bosc).
Poulet,   —   20 cc. (Rummo et Bordoni).
Chien,   —   21 cc. (Mairet et Bosc), 24 (Roger).
Cheval,   —   80 cc. (Zagari et Calabrese).

On ne peut faire de pareilles expériences sur l'homme. Mais les faits cliniques, qui ont ici la valeur de faits expérimentaux, montrent que les résultats des recherches faites sur les animaux ne sont pas applicables à l'homme. M. Béclère, en injectant à des adultes des quantités de sérum de génisse variant entre le 100e et le 50e de leur poids (1,000 à 1,650 cc.), et à des nourrissons jusqu'au vingtième de leur poids, a démontré que le sang des bovidés est infiniment moins nocif pour l'homme que pour le lapin. Il se peut, dit M. Roger, que pour le sang du cheval, ce soit l'inverse.

Le désaccord des différents auteurs n'a pas permis encore d'établir la gradation des coefficients de toxicité pour l'homme des divers sérums. Si Zagari et Calabrese (1) ont pu écrire : « il nous presse de noter la « paucissime » toxicité du sérum du sang de cheval, comparée à celle des autres animaux ; au point que s'il fallait chercher un véhicule de substance immu-

(1) Loc. cit, p. 35.

nisante mieux adapté à l'organisme, nous croyons qu'on ne pourrait trouver un substratum meilleur que le sang de cheval » ; et si M. Roger dit (1) : « que c'est toujours aux équidés qu'il faut s'adresser quand on veut faire sur l'homme des essais de sérothérapie », d'autres sont d'avis différent. M. Dubreuilh (2) notamment arrive à cette conclusion : « que les accidents (chez l'homme), sont peu fréquents après l'injection du sérum de chien, de mouton, de rongeurs : le sérum des équidés (cheval, âne, mulet) est celui qui les provoque *le plus fréquemment.* »

En clinique d'ailleurs, les données sont tout autres. Il ne s'agit plus d'injections intraveineuses, ni de doses mortelles. Si l'on pouvait affirmer à priori la nocivité pour l'homme du sérum de cheval, par exemple, il est évident d'une part que l'action nocive est très atténuée lorsque l'injection est faite, non directement dans les vaisseaux, mais simplement dans le tissu cellulaire sous-cutané. — D'autre part, la faiblesse des doses employées (10 à 20 cc. par jour chez un enfant de 15 kilogr. représentant à peine 1 à 2 cc. pour un lapin de 1.500 gr.) devait donner une sécurité de plus au thérapeute, en le mettant mieux encore à l'abri de toute action toxique. Or, malgré l'introduction indirecte dans le tissu cellulaire, malgré la modicité des doses, des accidents se sont produits. La toxicité du sérum s'est révélée avec une fréquence au moins égale, aussi bien dans des cas où l'on a injecté du sérum normal que dans ceux où on s'est servi de sérum médicamenteux.

Johanessen n'a pas eu moins de 12 fois, sur 22 sujets injectés avec du sérum de cheval normal, des éruptions cutanées, d'ordinaire sous forme d'érythèmes, deux fois avec récidive, dans un cas avec œdème articulaire.

M. Sevestre (3), sur 4 cas, a eu chez chaque sujet de

(1) La toxicité du sérum (Presse médicale, 1895, p. 209).
(2) Des exanthèmes sérothérapiques (Congrès de Bordeaux, 1895).
(3) Soc. des Hôpitaux, 19 mars 1895.

l'érythème local au point d'injection ; de plus, dans l'un des cas (le 3ᵐᵉ) « une éruption généralisée, offrant l'apparence des érythèmes infectieux ; » dans un autre (le 2ᵐᵉ), « 4 jours après l'injection, sur la partie antérieure de la poitrine, une éruption qui disparut au bout de 3 heures. »

Tous les auteurs qui se sont occupés de sérothérapie ont eu des faits analogues.

Ce n'est pas le lieu d'examiner ici par quel mécanisme se produisent, soit la mort chez les animaux d'expérience, soit les accidents chez les individus thérapeutiquement injectés. On sait que la filtration par bougie Chamberland fait perdre au sérum les 9/10 de sa valeur curative, et qu'on ne peut chauffer celui-ci au delà d'une certaine température, sans détruire en même temps ses propriétés antitoxiques. Il faut donc l'injecter au malade tel qu'on l'a, à la saignée de l'animal, aseptiquement recueilli et conservé. Mais, alors même qu'on fait abstraction de l'antitoxine, le sérum est un bloc complexe « aussi complexe que l'opium », (a dit M. Variot). Il renferme de l'eau, des sels, des produits albumineux, des ferments. Or, les effets toxiques ne sont pas dus aux substances minérales, car les cendres sont inoffensives (Albertoni), ni aux matières cristallisables, car si on fait la dialyse, le liquide qui passe à travers la membrane du dialyseur n'a pas d'action notable. Ils doivent donc être attribués uniquement aux matières albuminoïdes (que l'alcool précipite).

Mais les choses ne sont pas simples, et plusieurs questions se posent : il ressort d'abord des données cliniques ce fait au moins curieux (1), que les réactions thermiques ou inflammatoires ne sont pas forcément — dans certaines limites — proportionnelles aux quantités de sérum injecté (pas plus d'ailleurs que l'effet utile) ; des observateurs n'ont pas noté d'accident après des injections de 30 cc. de sérum antidiphtérique dans la même journée, et M. Legendre a observé une réaction de 41.5 après une injection de 9 cc. à un enfant de 4 ans.

En second lieu, les albumines et les ferments font partie intégrante de tout sérum injecté, et cette cause de nocivité n'est jamais absente : d'où vient donc que, dans la sérothérapie antidiphtérique par exemple, il n'y a d'accidents que dans 14 % des cas, — c'est-à-dire que 86 % en moyenne des malades traités en sont indemnes ? D'où vient surtout que dans un même hôpital, le sérum étant manié par les mêmes mains et avec les mêmes précautions, et provenant toujours de la même source, il soit d'observation banale qu'il se passe de longues périodes où on n'observe presque aucun accident, et d'autres où ceux-ci abondent au point d'être presque constants ?

M. Variot a eu l'amabilité de nous confirmer oralement que, dans son service de l'Hôpital Trousseau, en cette année 1896, les accidents éruptifs, après avoir présenté une fréquence moyenne au cours des premiers mois, sont devenus vers le milieu de l'année d'une remarquable rareté. Vers novembre, ils ont reparu avec une très grande fréquence (dans plus d'un cinquième des cas).

Cette intermittence des éruptions a été relevée dans tous les pays, par presque tous les auteurs (Sevestre, Legendre, Netter, d'Astros, Heubner, Soltmann, etc.) Tels échantillons de sérums provoquent des séries d'exanthèmes; après tel autre, il ne s'en déclare pas, de même qu'après l'ingestion de corps thyroïdes, on observe ou non des actions secondaires d'intensité variée, selon l'organe qui a servi à la préparation.

Les séries ne sont pas dues à des contingences, comme par exemple, l'ancienneté du sérum : même vieux, celui-ci peut être employé sans crainte, pourvu qu'il reste clair et transparent. M. Sevestre s'est servi, en juin 1896, de sérum qui avait plus d'un an de date : « il s'est montré très actif, et les accidents ont été remarquablement rares chez les malades de cette série. »

Deux éléments nouveaux viennent donc éclairer ou compliquer le problème ; c'est : 1° la nocivité particulière du sérum

de certains chevaux ; 2º la sensibilité propre de certains individus.

A). Nocivité du sérum de certains chevaux. — Il nous
plaît de croire que les animaux qu'on destine à fournir le
sérum thérapeutique sont choisis parmi les plus sains et les
plus robustes, et que les expérimentateurs ne négligent aucun
moyen de s'assurer que leurs pensionnaires sont exempts de
toute tare organique. Nous savons qu'à l'Institut Pasteur, on
injecte au préalable les chevaux à la malléine et à la tuberculine, pour vérifier l'absence de toute réaction morveuse
ou tuberculeuse ; qu'on ne fait la première saignée qu'après
un temps suffisamment long pour que les toxines aient pu
être éliminées ; qu'enfin, le sang étant puisé aux jugulaires,
on laisse jeûner l'animal 24 heures pleines, afin d'éviter la
présence de tout produit de digestion dans le torrent circula-
toire. Ces précautions, que dictent à M. Roux une conscience
et un amour-propre bien connus, ne semblent pas toujours
avoir été prises par quelques auteurs : nous n'en voulons
pour preuve que le procédé employé et préconisé par MM. Pav-
lovski et Maxsoutoff (1), et qu'ils intitulent : « procédé rapide
d'immunisation des chevaux pour obtenir en 40-50 jours un
sérum très énergique. » « La préparation du *sérum* avec un
cheval *déjà vieux et de nutrition mauvaise* a permis d'obtenir
une antitoxine de 120-125 unités en 40-50 jours ». Nous regret-
tons de n'avoir pu savoir au prix de quels inconvénients un
pareil sérum a pu vraisemblablement guérir les malades.

Quelles que soient les garanties qu'on se donne et les précautions (toujours les mêmes) qu'on prenne au moment de
l'immunisation, il est notoire que le sérum de certains chevaux
a une nocivité toute particulière. Il importerait de rechercher
si celle-ci tient à une particularité persistante et individuelle
du cheval, ou à des conditions contingentes d'alimentation ou

(1) Meditzinskoié Obozrenié, 1895, nº 21 (voir Presse méd., 22 octobre 1895).

de stabulation. Il se peut en effet que le sérum d'un même cheval, inoffensif en général, acquière à de certains moments une nocivité passagère. C'est qu'il est bien difficile de faire une enquête exacte des antécédents du cheval, de savoir par quelles épreuves physiques ou morbides il a pu passer avant d'arriver au stage d'immunisation ; bien difficile de savoir, si maladies antérieures ou surmenage, ou privation de nourriture il y a eu, les modifications durables que ces anomalies de vie ou de santé ont pu laisser dans l'organisme de la bête. Rien ne prouve qu'il ne puisse y avoir chez l'animal, comme on dit vulgairement chez l'homme « des terrains, des tempéraments, des sangs riches ou appauvris, » des dégénérescences héréditaires où acquises plus ou moins marquées. Il ne s'ensuit pas de la belle apparence qu'une bête peut acquérir, après un temps donné de repos ou de bonne nourriture, que ses humeurs aient repris leur correction idéale...

La symptomatologie variée qui se manifeste chez les chevaux lorsqu'on leur injecte le poison diphtérique montre d'ailleurs qu'ils ont des sensibilités particulières, souvent fort différentes. Les chevaux supportent bien d'habitude les inoculations de toxine, et même celles de bacilles vivants très virulents. Sur six chevaux dont parlent MM. Roux et Martin dans leur travail sur « la sérumthérapie de la diphtérie », quatre restèrent constamment indifférents au poison. Un cinquième eut toujours, après l'injection, des troubles rapides, mais passagers : il était pris de crampes, suait abondamment, son pouls était petit et dur, puis tout rentrait dans l'ordre. Le soir, la température était élevée, l'appétit diminué. — Le sixième réagissait plus encore : après 1 cc. de toxine pure, l'état général s'altérait, l'animal, abattu, ne mangeait plus, sa température atteignait 40,5. On dut renoncer à la toxine pure et revenir à la toxine iodée, qui ne provoquait qu'un peu de tuméfaction locale, sans symptômes généraux.

« L'histoire de ce cheval, dit M. Roux, est intéressante. Un an avant d'être soumis à la toxine diphtérique, il avait été inoculé avec du pneumocoque de Talamon-Fraenkel très-virulent. La première inoculation avait provoqué un œdème énorme, avec une fièvre très-forte, 40°8, et un abattement marqué pendant une semaine. 20 jours après, nouvelle inoculation de pneumocoques, température de 40°8, gonflement étendu, malaise prononcé pendant huit jours. Un mois après, même inoculation, même réaction générale, même œdème terminé par un abcès ...

C'est à ces inoculations de pneumocoques que nous avons attribué la sensibilité particulière de ce cheval pour le poison diphtérique. Beaucoup de faits nous confirment dans cette idée. Chaque fois que l'on injecte de la toxine diphtérique à un animal qui a déjà subi l'action de quelque poison microbien, alors même qu'il paraît rétabli depuis longtemps, il se montre beaucoup plus sensible que les animaux neufs. Il faut se rappeler ces particularités, et ne pas tenir pour neufs des animaux bien portants en apparence, mais qui ont déjà servi à quelque expérience. Les cellules de l'organisme qui ont été en contact avec des produits microbiens en gardent en général longtemps le souvenir... »

Tous les chevaux ne sont donc pas les mêmes, et il est parmi eux des façons d'être particulières. Peut-être est-il permis de croire que le sérum de ceux-là est moins indifférent que celui des autres. Mais toute la question n'est pas là. Un échantillon de sérum, de source donnée, sa nocivité étant admise, devrait produire des accidents dans tous les cas où on l'emploie. Or, dans les séries les plus chargées, il y a encore de nombreuses lacunes : tous les enfants ne sont pas atteints ; une bonne moitié ou deux tiers et plus restent indemnes. C'est ainsi que nous sommes amenés à considérer cette notion nouvelle, du terrain sur lequel on opère.

B). **Influence des prédispositions individuelles.** — Si les sérums de tous les chevaux ne sont pas toujours identiques entre eux, les organismes humains sont loin d'avoir des réactions égales aux choses du dehors, et d'être à ce propos toujours semblables à eux-mêmes. Rien de plus variable que les intolérances individuelles à l'égard de certains aliments ou de certains médicaments. L'urticaire est un des accidents les plus fréquents de la sérumthérapie. Mais qui ne connaît des gens qui ne peuvent manger de moules, de coquillages quelconques, de poissons de mer ou de salaisons, sans avoir une poussée plus ou moins intense ou plus ou moins généralisée d'urticaire ? Il est des cas où plusieurs personnes ayant mangé des moules, deux, par exemple, restent indemnes, une troisième a de l'urticaire, une quatrième présente des signes d'empoisonnement sérieux. D'autres fois, c'est une substance médicamenteuse, et en particulier la quinine, le copahu, la térébenthine, qui intervient pour provoquer l'éruption. Il semble qu'il se passe la même chose à l'égard de la sérothérapie. Il serait curieux de rechercher si quelques-uns des enfants atteints d'urticaire ou d'arthropathies après injection de sérum, ne seraient pas sujets aux urticaires ab ingestis. M. Roux nous a cité l'exemple d'un enfant qui ne pouvait boire de vin, pur ou coupé d'eau, ne fût-ce que quelques gorgées, sans faire une éruption intense d'urticaire. Cet enfant contracta la diphtérie, fut sérothérapisé et eut une éruption urticarienne abondante. M. Béclère a observé que presque tous les enfants, qu'il a vus dans la clientèle de ville atteints d'urticaire à la suite d'injections de sérum antidiphtérique, étaient sujets à des éruptions de ce genre sous l'influence de causes diverses, particulièrement de l'ingestion de poisson.

M. Nocard a fait la même remarque.

On peut se demander d'autre part si, à côté de ces prédispositions natives, les dispositions acquises du sujet, ses antécédents personnels, ses maladies antérieures ou actuelles ne jouent pas un grand rôle dans le déterminisme des accidents. Il s'agirait de savoir s'il y a, ou non, un rapport constant entre les accidents post-sérothérapiques et l'état de moindre résistance où une atteinte antérieure a pu laisser l'organisme. Nous avons essayé inutilement de faire une enquête en ce sens dans la littérature française ou étrangère : dans les statistiques les plus détaillées, les antécédents des enfants ne sont pas relatés.

Ce fait tient surtout à ce que les enfants ne peuvent fournir eux-mêmes les renseignements ; l'absence des parents empêche tout interrogatoire utile ; aucun clinicien d'ailleurs ne semble s'être préoccupé de ce détail.

Dans les 4 observations de M. Sevestre où il s'agit d'injections de sérum normal, l'enfant (11 ans) qui eut une éruption « rappelant les érythèmes infectieux » était fille de rhumatisants, avait eu elle-même six mois avant une attaque de rhumatisme dont elle gardé une insuffisance mitrale mal compensée. L'autre enfant (sur la partie antérieure de la poitrine, éruption qui disparut au bout de 3 heures), était, comme ses parents, sujette aux amygdalites à répétition.

Ces faits sont trop peu nombreux pour qu'on en puisse tirer un argument. Mais peut être est-il légitime de croire que c'est chez ces enfants, à prédispositions naturelles ou acquises, que le sérum de certains chevaux fera éclore l'accident sérothérapique, sous la forme même que le terrain comporte.

C). **Rôle des infections associées.** — Il y a en plus la présence possible du streptocoque et ce grand problème des infections surajoutées. M. Sevestre a voulu faire de l'infection streptococcique le déterminant responsable des accidents post-sérothérapiques. Le streptocoque devenait le bouc émissaire qu'on chargeait de tous les méfaits du sérum. Pour avoir voulu trop s'appliquer à tous les cas, la théorie de M. Sevestre n'a pas rencontré beaucoup de partisans. Certes, il y a plus d'une analogie entre la forme des accidents post-sérothérapiques et celle des toxhémies streptococciques. Les exanthèmes rubéoliformes, scarlatiniformes, polymorphes et purpuriques sont des manifestations connues, au cours d'érysipèles, de streptococcies limitées ou générales. Sur 579 érysipélateux traités par eux en 1895 et soumis à la balnéothérapie froide à l'exception de tout autre médication, MM. Chantemesse et

Sainton ont relevé 28 érythèmes (dont 22, soit 4 %, sur 555 érysipèles limités à la face, et 6, soit 25 %, sur 25 érysipèles des membres).

L'intoxication par le streptocoque peut donc déterminer des accidents analogues à ceux qu'on observe chez les malades sérothérapisés. Mais si, comme l'a démontré M. Netter, le streptocoque est l'hôte normal du pharynx, pourquoi ne se manifeste-t-il pas toujours ? M. Sevestre répond qu'il n'y a que chez les sujets chez qui le streptocoque soit virulent, et l'organisme mis par cette virulence même en état de moindre résistance, que les accidents dits sériques éclatent. la cause première de l'état morbide restant le streptocoque. Cette explication ne fait que reculer la responsabilité, sans l'atténuer, et la sérothérapie serait encore la coupable, puis c'est le sérum qui éveillerait ou renforcerait la virulence de microbes, qui, sans lui, seraient restés à l'état latent.

D'ailleurs, s'il en était ainsi, c'est dans les diphtéries associées que les accidents devraient se rencontrer le plus souvent. Or, M. R. Petit (1) qui, dans le service même de M. Sevestre, a observé 45 exanthèmes chez 300 malades injectés de sérum, de février à octobre 1896, « n'en a vu que 9 dans la streptodiphtérie, 3 dans des angines à streptocoques, 3 après la scarlatine, 1 après la rougeole ; dans tous les autres cas, le bacille de Löffler était pur, du moins autant que pouvaient le montrer les cultures sur sérum. »

Il est certain que le sérum de Roux n'a jamais eu la prétention de prévenir ou d'empêcher chez un sujet les manifestations d'une infection streptococcique évoluant pour sa part. Que dans certains cas rares, le malade, immunisé contre la diphtérie, soit mis dans un état grave par la toxhémie streptococcique, et que les phénomènes inquiétants qui ont pu suivre exceptionnellement les injections de sérum soient portés au compte des

____

(1) R. Petit. — « Le sérum de Roux ; effets physiol. et cliniques ». Thèse de Paris, 1896.

infections associées, soit ! Il n'en reste pas moins infiniment pro-
bable que, dans presque tous les cas, l'introduction d'un sérum
étranger est le déterminant unique des phénomènes réactionnels.

Ces considérations que nous avons limitées au traitement de la
diphtérie et au sérum du cheval, s'appliquent à toutes les sérothérapies. Pour ne donner qu'un exemple, dans la sérothérapie
de la variole, M. Béclère a eu 10 fois des accidents d'ailleurs
insignifiants sur 26 cas traités. 10 fois donc le sérum injecté a
manifesté des propriétés qu'il n'a pas dans la majorité des cas.
Qu'il s'agisse de la génisse ou du chien, de la chèvre ou du cheval
ou de tel animal que l'on voudra, toujours parmi les animaux
fournisseurs de sérum, certains se distingueront par les propriétés
plus nocives de leur sang, comme certains des sujets traités, par
une réceptivité plus marquée. Nous formulerons donc une troisième conclusion, complément des deux autres précédemment
énoncées :

**Dans les sérothérapies en général, le véhicule est le
plus souvent la cause unique des accidents ; la nocuité
du sérum dépend surtout de l'état particulier de l'animal
qui le fournit, et a besoin, pour se révéler, d'agir sur
un terrain prédisposé.**

ÉTIOLOGIE

Nous avons, dans cette longue critique des diverses interprétations données au sujet de l'étiologie des accidents post-sérothérapiques, suffisamment appuyé sur le rôle des divers facteurs pour qu'il soit inutile d'y revenir. L'étiologie des accidents se dégage avec une remarquable simplicité : la toxine ni l'antitoxine n'y prennent aucune part; les accidents seraient constants, variables avec chacune des sérothérapies, au lieu qu'ils sont essentiellement contingents et, lorsqu'ils se produisent, toujours identiques dans leur modalité. Le sérum animal seul, c'est-à-dire le véhicule, est la cause efficiente à la fois nécessaire et suffisante.

Cette toxicité du sérum n'est pas constante; elle dépend de l'animal qui le fournit, ce que prouvent les séries d'accidents, et les séries plus fréquentes, où les sérothérapies n'ont pas d'histoire. D'autre part, un sérum toxique ne l'est pas encore pour tous les organismes, mais ne manifeste sa nocivité que chez des sujets prédisposés aux manifestations cutanées ou aux réactions générales, soit par une idiosyncrasie propre, soit peut-être par des affections antérieures.

Dans la diphtérie en particulier, lorsque les deux causes (animal et terrain) sont réunies, les accidents éclatent, quels que soient l'âge ou le sexe du sujet, qu'il s'agisse de diphtérie grave ou bénigne, de diphtérie pure ou associée.

Ces considérations s'appliquent exactement aux sérothérapies antivariolique, antituberculeuse et antistreptococcique; on peut légitimement les étendre à toutes les autres, bien que les observations soient encore trop peu nombreuses et les éléments d'étude trop restreints pour prêter à des conclusions fermes.

PROPHYLAXIE

Les sérothérapies, pour admirable qu'en soit le principe, ne sont donc pas encore parfaites. La plupart, riches de promesses, ne laissent encore entrevoir que des espérances ; la plus efficace d'entre elles, celle de la diphtérie, dont les bienfaits ne se comptent plus, prête encore le flanc à la critique : elle n'est pas suffisamment rigoureuse. Si beaucoup de médecins ont fait de la cure par l'antitoxine, le dogme du traitement de l'intoxication lœfflérienne, quelques esprits, injustement timorés, refusent encore à leurs malades le bénéfice certain du remède, par crainte de ce que les Allemands appellent ses « actions secondaires » (Nebenwirkûng = effet accessoire), et que nous nommons si mal, d'un mot exagéré, les « accidents du sérum. »

Un premier pas vers la prophylaxie de ces inconvénients a été fait en Allemagne, par Behring lui-même. Le savant allemand a cherché à diminuer, sinon à abolir, les effets nocifs tant reprochés au véhicule en réduisant celui-ci au plus faible volume. Les fabriques de Hôchst livrent depuis 1896 un sérum de « *haute valence* » (hochwertig) en flacons uniformes de 3 ou 5 cc., renfermant, selon la concentration, 200 à 600 Unités Immunisatrices par cc. (1). On gradue la dose et la puissance en U. I., du sérum employé à la gravité supposée de l'infection. Une dose suffit en général ; dans les cas graves ou rebelles, une seconde dose est injectée ; il est très rare

(1) Dans la notation de Roux, le volume total du flacon n° VI E qui est le plus fort (5 cc. à 600 U. I par cc.) aurait un pouvoir préventif de 1.500.000 (?).

qu'une troisième soit nécessaire. Un enfant, de la sorte, reçoit au maximum 10 cc., exceptionnellement 12 à 15 cc.

Nous n'avons pas trouvé de statistique récente, donnant les résultats d'ensemble au point de vue des « effets accessoires » de la nouvelle méthode. Les auteurs des statistiques particulières relèvent tous une diminution notable des accidents : cependant les chiffres dont ils se louent ne diffèrent pas sensiblement des moyennes obtenues depuis longtemps dans les cliniques françaises. Hammer (1), qui s'est servi excluvement du n° II (200 U. I. par cc., donc 1000 U. I. par flacon) et qui n'a doublé les injections que dans les cas graves, a eu, sur 112 injectés, 12 « actions secondaires », soit 11 %, à savoir :

> 4 exanthèmes scarlatiniformes,
> 1 exanthème exsudatif multiforme,
> 1 arthropathie avec état général,
> 6 exanthèmes locaux.

Schaper (2), qui, l'année précédente, avait constaté des « accidents » dans presque 1/3 des cas, n'a en 1896, sur 24 injections faites avec 1500 à 5000 U. I. (5 à 10 cc.) que deux exanthèmes rubéoliformes, avec arthropathie et léger gonflement du genou dans l'un des cas, sans température. « En outre, dit-il, trois des patientes se plaignirent, entre 11 et 15 jours après l'injection, de légères douleurs articulaires. Bien qu'il n'y ait eu ni arthrœdème, ni exanthème, ni fièvre, on peut considérer ces cas comme des formes abortives d'accidents post-sérothérapiques. » Soit encore 21 % d'« effets secondaires ».

Enfin Löhr, qui a immunisé préventivement 460 sujets en leur injectant 1 cc. (200 à 250 U. I.) a eu 4,34 % d'exanthèmes, « le 1/4, dit-il, des exanthèmes après injections théra-

(1) Deutsche med. Wochenschr., 17 décembre 1896.
(2) Charité annalen, 1896.

peutiques ». Il y a donc, avec le sérum intensif, environ 16 à 18 % de « Nebenwirkungen » après les injections curatives.

Behring semble devoir aller plus loin encore dans la voie de la concentration du sérum ; dans le « Discours pour le changement de Recteur » à Marburg (1) (octobre 1896), il disait : « Plus significative encore que l'accroissement de la production en quantité est l'amélioration obtenue dans la qualité du remède ; les fabriques de Höchst amassent dès maintenant des réserves d'un sérum *qui renferme déjà en 1 cc. la dose curatrice et en 1/2 cc. la dose d'immunisation nécessaire et suffisante* ».

L'Institut Pasteur livre depuis 1896 un sérum beaucoup plus actif qu'il n'était dans la première période de la sérothérapie. La moyenne de la valeur préventive est de 100.000 par cc. ; la dose employée varie de 20 à 30 cc. Nous avons rapporté déjà le nombre des « accidents » observés de février à octobre 1896 aux Enfants-Malades, dans le service de M. Sevestre (1). En octobre, dans le même service, sur 41 enfants injectés avec 20 et 30 cc., 9 eurent des manifestations sériques ; en voici le détail :

1 — 20 cc. — diarrhée glaireuse au 12e jour ; pas d'éruption.
1 — 20 cc. — érythème en cocarde à grands éléments.
1 — 30 cc. — urticaire, puis érythème en cocarde.
1 — 30 cc. — urticaire.
1 — 30 cc. — urticaire ; exanthème avec éléments ortiés.
1 — 10 cc. — urticaire.
1 — 20 cc. — éruption morbilliforme, éléments ortiés aux jambes. Temp. 40°.
1 — 20 cc. — urticaire.

En novembre, sur 56 injectés, 10 ont des accidents :

1 — 20 cc. — arthralgie, éruption rubéoliforme avec éléments miliaires.
2 — 20 cc. — urticaires.
1 — 20 cc. — éruption scarlatiniforme.
1 — 20 cc. — éléments érythémateux sur la face et le thorax.

(1) Ueber Immunisirungsversuchen gegen diphterie. — Yahrbuch für Kinderheilkunde, vol. XLIII, fasc. I, décembre 1896.

1 — 20 cc. — rubéoliforme peu confluente avec éléments ortiés
1 — 40 cc. — 1 à 2 éléments ortiés sur le ventre.
1 — 30 cc. — scarlatiniforme avec éléments rubéoliformes.
1 — 20 cc. — érythème en cocarde, quelques éléments rubéoliformes.
1 — 20 cc. — scarlatiniforme avec quelques éléments rubéoliformes.

En décembre, enfin, sur 65 injectés, on note 10 accidents ; parmi ceux qui guérirent sans présenter de manifestation post-sérique, l'un avait reçu 30 cc. du sérum de Roux et 60 cc. de sérum de Marmorek ; un autre 70 cc. de s. de Roux et 70 cc. de s. de Marmorek. Les accidents furent :

2 — 20 cc. — urticaires (un avec temp. 38,5).
2 — 40 cc. — éruptions rubéoliformes (une confluente avec T. 39,5).
2 — 20 cc. — éruptions rubéoliformes confluentes (un avec T. 40°)
1 — 20 cc. — arthralgie, érythème en cocarde, apyrexie.
1 — 60 cc. — arthralgie, éruption rubéoliforme et en cocarde. T. 38°.
1 — 20 cc. — érythème en cocarde. T. 38°.
1 — 30 cc. — éruption rubéoliforme (1).

La proportion globale (29 pour 168) de ces accidents essentiellement bénins est donc encore de 17,2 o/o. Il n'y a pas, dans le pourcentage des « effets secondaires, » de différence notable entre le sérum de Roux et les sérums concentrés des fabriques de Höchst.

En tenant pour démontré que le véhicule est la cause des « accidents », puisque la diminution de son volume n'atténue en rien son efficacité nocive, il était donc indiqué de procéder autrement. Deux méthodes se sont offertes aux recherches : la première consiste à extraire du sérum antitoxique le principe curateur, pour n'employer à la cure du malade que ce principe débarrassé de tout élément étranger. La seconde se contente d'agir sur le sérum tel que le fournit l'animal immunisé, par des moyens physiques qui laissent toute leur activité aux principes actifs utiles, et détruisent ou annihilent les substances nocives. La chaleur limitée jouit de cette propriété de modifier le sérum sans agir sur l'antitoxine. Nous commencerons par l'étude de ce procédé.

(1) M. Bigot, externe des hôpitaux, faisant fonction d'interne dans le service de M. Sevestre, a bien voulu faire pour nous ce relevé dans les registres du service. Nous le prions d'accepter nos sincères remerciments.

I. — Chauffage du sérum

M. Hayem semble être le premier qui ait eu l'idée de chauffer le sérum antidiphtérique.

« Mes dernières expériences sur ce sujet, dit-il (1), tendent à démontrer que les matières nuisibles contenues dans un sérum étranger sont profondément modifiées quand le sérum a été préalablement chauffé à la température de 56-57°. Ainsi le s. de chien, porté à cette température pendant quelques minutes, peut être impunément injecté dans les veines du lapin. Cependant cette température ne semble pas altérer le sérum ; elle n'y détermine aucun trouble, aucun précipité. En présence des reproches qui se sont adressés à ce nouveau moyen thérapeutique (la sérothérapie), je me demande si le chauffage à 56-57°, ne ferait pas perdre au s. antidiphtérique ses qualités nuisibles, tout en lui conservant ses propriétés thérapeutiques. Il serait certainement intéressant de faire quelques essais dans cette direction, et j'engage mes collègues chargés de services spéciaux à tenter ces essais. On parviendra peut-être ainsi à perfectionner la sérothérapie ».

Le conseil donné par M. Hayem ne fut pas suivi. Aucunes recherches ne furent faites dans ce sens en France ni à l'étranger.

En février, mars 1896, MM. Béclère, Chambon et Ménard, au cours de recherches sur l'immunité vaccinale furent amenés à injecter à quatre génisses du sérum de cheval en grande quantité. Ils eurent ainsi l'occasion de constater que le sérum du cheval provoque chez la génisse, en injection sous-cutanée, des accidents (fièvre, éruptions polymorphes simulant la rougeole, arthropathies) « très analogues pour ne pas dire identiques à ceux qui, dans l'espèce humaine, succèdent assez souvent à l'injection des divers sérums thérapeutiques ».

Les génisses d'expérience étaient en même temps vaccinées. Afin qu'on ne pût, à tort d'ailleurs, objecter une relation possible entre l'infection sérique et l'inoculation vaccinale concomitante, MM. Béclère, Chambon et Ménard reprirent en

____
(1) Soc. méd. des Hôpitaux, 29 mars 1895.

septembre leurs expériences dans des conditions tout à fait probantes. Ils injectèrent le sérum sous la peau d'une génisse parfaitement saine, en dehors de toute inoculation vaccinale ou autre. Le résultat observé fut absolument le même.

Ils recherchèrent d'autre part une première fois l'action de la chaleur sur les substances toxiques du sérum. Dans ce but, le sérum provenant d'une saignée copieuse faite à un cheval donné, fut divisé en deux parts : la première, injectée sous la peau d'une génisse, à la dose du 125ᵉ de son poids, provoqua un exanthème généralisé qui persista trois jours, simulant à la fois l'urticaire et la rougeole, sans variation notable de la température ; l'autre, chauffée pendant une heure trois quarts à 58°, fut injectée à dose équivalente sous la peau d'une deuxième génisse, « sans provoquer chez cet animal, placé dans les mêmes conditions que le premier, aucun accident, et en particulier aucune éruption cutanée » (1).

« Autant qu'on en peut juger par une seule expérience, concluaient les auteurs du mémoire, il semble donc que la chaleur détruise ou tout au moins atténue les substances nocives contenues dans le sérum du cheval, et qu'il suffise de le porter quelque temps à 58°, ou peut-être même à une température plus élevée, pour éviter les accidents qu'il provoque habituellement chez la génisse. On voit immédiatement le parti qu'on pourrait tirer de cette constatation pour la prophylaxie des accidents post-sérothérapiques dans l'espèce humaine, à la condition toutefois que les sérums thérapeutiques ne perdent pas leur pouvoir curateur à la température qui détruit leurs propriétés nocives ».

Mais une seule expérience ne suffisait pas. MM. Béclère, Chambon et Ménard ont donc continué leurs recherches, et nous ont fait l'honneur de nous associer à quelques-unes

(1) Voir pour le détail de ces expériences : « Étude expérimentale des accidents post-sérothérapiques », par MM. Béclère, Chambon et Ménard, Ann. de l'Institut Pasteur, décembre 1896.

d'entre elles. Nous donnons ici les résultats succincts des cinq expériences faites jusqu'à ce jour.

Expérience I

Le sérum provenant d'une saignée faite quelques jours avant à un cheval par M. Nocard, est divisé en 2 parties : la 1re partie est injectée le 7 octobre 1896 à une génisse vaccinée, de 167 kilogs, en deux injections successives, faites dans le fanon. La bête reçoit ainsi 1,113 cc., soit le 150° de son poids. Elle est rasée le surlendemain sur la plus grande partie du flanc droit. 7 jours après l'injection, le 14 octobre, on observe sur la partie rasée l'apparition de 2 plaques urticariennes typiques, grandes l'une comme une pièce de 5 francs, l'autre comme une pièce de 2 francs, ces plaques disparaissent deux heures après sans laisser de traces, et ne réapparaissent plus.

La 2me partie du sérum, soit un litre, est mise à l'étuve de Roux réglée à 55-56° et y passe 2 heures. Elle est injectée 2 jours après (9 octobre) à une génisse de 150 kilogr. qui reçoit ainsi le 100° de son poids. On lui rase le lendemain presque tout le côté droit. Le 14 octobre, 5 jours après l'injection, l'animal présente une éruption urticarienne rosée, très-cohérente ; les éléments, très nombreux, sont encore séparés par des intervalles de peau saine. Cette éruption est encore très-apparente le 16 octobre, alors que l'animal est emmené à l'abattoir.

Cette expérience suffisait à démontrer que le sérum chauffé pendant deux heures à 55° n'a perdu aucune de ses propriétés nocives.

Expérience II (en partie personnelle).

M. le professeur Nocard remet à M. Béclère le sérum provenant d'une saignée copieuse faite à un cheval de l'école d'Alfort, le même dont le sérum injecté à la génisse qui fait l'objet de l'expérience II du mémoire des Annales de l'Institut Pasteur, a provoqué chez celle-ci, en même temps que l'érythème ortié, des arthropathies.

On emploie désormais un autre procédé de chauffage, le chauffage à l'étuve de Roux ne donnant pas une garantie suffisante de constance et de régularité des températures obtenues. Le sérum mis dans un ballon stérilisé est placé dans un large récipient d'eau, muni d'un régulateur Chancel, sur un fourneau à gaz. Deux thermomètres sont plongés, l'un, préalablement stérilisé, dans le sérum, l'autre dans l'eau du récipient.

Le 24 novembre 1896, on injecte à une génisse vaccinée, de 113 kg., un litre, soit le 113e de son poids, chauffé l'avant-veille pendant une heure et demie à 55-56° ; le lendemain, on lui rase le côté droit.

Le 1er décembre, cinq jours après l'injection, apparaît une éruption généralisée, bien visible sur la surface rosée, masquée ailleurs par les poils. Ce sont des élevures rouges, papuleuses, isolées à la partie inférieure des flancs, rapprochées et confondues en larges placards vers la colonne vertébrale. L'éruption persiste les jours suivants, à partir du 4 décembre elle commence à pâlir et tend à s'effacer.

Il y a eu même un peu de fièvre : le 3 décembre, la température rectale s'élève jusque 39.4 (matin) et 40.4 (soir), au lieu des normales 38.5 (m.) et 39 (s.)

EXPÉRIENCE III (en partie personnelle).

Le 9 décembre 1896, on injecte, à une génisse vaccinée, pesant 121 kil., 810 cc. du même sérum qui a servi à l'expérience précédente, chauffé pendant 1 h. 1/2 avec les mêmes précautions à la température de 57-58°. (Le flacon éclate pendant l'injection et on est empêché ainsi d'injecter à la génisse la quantité préparée de 1070 cc. qui, proportionnellement à son poids, équivaudrait à la dose reçue par la génisse de l'expérience II.) La génisse, rasée du côté droit le 12 décembre, présente le 14, soit cinq jours après l'injection, une éruption très nombreuse de papules saillantes, peu colorées, n'excédant pas en général le volume d'un grain de blé. Il y a, à la partie antérieure de la zone rasée, de larges placards d'urticaire.

Le 15 décembre, la couleur des papules se modifie et devient plus rouge ; cette rougeur est surtout manifeste au pourtour des orifices naturels (anus, vulves et fentes palpébrales). L'animal éprouve des démangeaisons violentes, et on est obligé, pour l'empêcher de se frotter aux parois de la stalle, de l'envelopper d'une couverture.

L'éruption disparaît le 17 décembre. Les températures rectales ne dépassent pas 39,7 le soir (10 et 15 décembre), et 39,2 le matin (sauf une seule fois 39,8 le 10 décembre et une fois 39,5 le 17).

EXPÉRIENCE IV (en partie personnelle).

Le 20 décembre 1896, un litre environ de sérum provenant d'une saignée aseptique faite le 1er novembre, à une jument de 5 ans, par M. Nocard, est chauffé avec les précautions employées dans les expériences précédentes, pendant deux heures, à la température de 58°-59°.

On injecte, le 22 décembre, à une génisse vaccinée pesant 139 k., 1069 cc. de sérum, soit le 130e de son poids. L'animal est rasé le lendemain sur la plus grande partie du flanc droit.

Le 25 décembre apparaît au niveau de la surface rasée, surtout en avant près de l'épaule, une éruption de petites papules rosées et saillantes, au nombre de 3o environ. Le 28 décembre l'éruption n'a pas augmenté sensiblement ; quelques papules se sont confondues en placards urticariens. ·

L'éruption diffère des précédentes par sa discrétion ; mais il est à noter que la température de chauffage a été plus haute, et que le sérum provient d'un autre cheval. (Le·cheval dont le sérum avait servi aux expériences précédentes, avait un sérum particulièrement toxique, puisque seul il avait pu provoquer des arthropathies chez une génisse antérieure, probablement plus sensible que les autres). Le 29, les papules ont disparu ; il ne reste plus qu'une dizaine de petits placards urticariens, de la grandeur d'une pièce d'un franc ; ils disparaissent le lendemain, mais sont remplacés par d'autres moins nombreux, mais plus larges.

Le 31, toute trace d'éruption a disparu.

Il a donc été impossible, au cours de ces dernières expériences, de reproduire le résultat unique auquel MM. Béclère, Chambon et Ménard étaient arrivés en septembre 1896 (innocuité du sérum après chauffage pendant 2 heures à 58°).

La nécessité où nous étions de terminer ce travail inaugural ne nous a pas permis, à notre grand regret, de prendre une plus longue part aux expériences entreprises. Bien que celles-ci ne soient pas terminées, et qu'il soit impossible de tirer des conclusions fermes de recherches encore en cours, il est néanmoins légitime de constater que jusqu'à ce jour le chauffage, continué pendant 2 heures à 58-59°, a fortiori le chauffage à une température inférieure, n'a pas enlevé au sérum du cheval la propriété qu'il a de provoquer chez la génisse des accidents cutanés.

Ces résultats négatifs confirment directement les recherches de MM. Mairet et Bosc (1), qui, de leurs injections intraveineuses, avaient conclu que le chauffage à 56-58° détruit le pouvoir globulicide du sérum et son pouvoir coagulant, mais n'empêche pas son action toxique.

(1) Comptes rendus de la Société de Biologie, 1894.

Quoi qu'il en soit du succès ultérieur des travaux à quoi MM. Béclère, Chambon et Ménard nous ont associé, qu'ils découvrent ou non le moyen prophylactique immédiat et général que nous avons cherché, il en découle déjà deux résultats utiles. Et d'abord, les recherches entreprises rue Ballu auront indiqué un réactif précieux pour la détermination de la nocivité spéciale d'un sérum animal donné. De ce que la génisse réagit au sérum du cheval d'une manière identique à l'homme, on pourrait, avant de soumettre tel animal au processus d'immunisation, essayer sur diverses génisses les capacités plus ou moins toxiques de son sérum. Si les accidents étaient trop particulièrement intenses, on renoncerait à l'animal, et l'on pourrait ainsi, par des éliminations successives, rassembler facilement un escadron de chevaux d'élite en la matière, se distinguant par l'innocuité spéciale de leur sérum. On aurait ainsi indirectement un moyen prophylactique efficace pour éviter les plus graves au moins des inconvénients du sérum.

On sait d'autre part que l'on ne peut porter au delà de 59° la température du sérum-antidiphtérique sans détruire du même coup l'antitoxine. Mais si les recherches que poursuivent encore MM. Béclère, Chambon et Ménard arrivent à fixer aux environs de 60° la limite à laquelle le sérum de cheval perd ses propriétés toxiques, d'autres sérothérapies tireront de la découverte un précieux bénéfice. M. Calmette prépare avec le sérum de cheval un sérum antivenimeux dont l'antitoxine résiste à une température de 68°. Il s'agirait de déterminer de même, pour chacune des sérothérapies, la température limite à laquelle l'antitoxine est détruite. Il sera tout naturel, alors qu'on aura fixé le degré moyen à partir duquel le sérum de l'animal devient inoffensif, d'admettre comme un principe complémentaire la nécessité de chauffer le sérum à cette température, pour éviter les accidents secondaires qu'il pourrait provoquer.

II. — Extraction de l'Antitoxine.

« Depuis que Behring a découvert le principe du pouvoir antitoxique des sérums d'animaux vaccinés contre la diphtérie et le tétanos, beaucoup d'expérimentateurs, parmi lesquels il convient de citer, après Behring lui-même, Frœnkel, Wassermann, Brieger et Boer, ont cherché à isoler de ces sérums la substance active. On a expérimenté à peu près tous les corps chimiques qui précipitent à froid les matières albuminoïdes (alcool, sulfate d'ammoniaque, sulfate de magnésie, nitrate de soude, phosphate de soude, chlorures de calcium et de sodium, acides minéraux et organiques en solutions étendues, etc.). L'emploi de ces réactifs a abouti invariablement à l'obtention d'un produit qui renferme diverses albuminoïdes du sérum, mais dont les propriétés antitoxiques sont très diminuées (1) ».

C'est ainsi que Rokenham et Klein (2) ont préparé un sérum desséché dont 1 gramme soluble dans 3 cc. d'eau équivaut à 10 cc. de sérum de Roux.

Wassermann et Ehrlich (3) ont opéré sur le lait de la chèvre. Ils ont immunisé l'animal à de longs intervalles avec « du poison diphtérique exempt de germes et exactement dosé. » On expérimenta le degré d'immunisation obtenue en mêlant directement le poison au sérum jusqu'à ce que le mélange fût sans effet nocif sur le cobaye.

« La capacité antitoxique du lait et du sang chez le même animal, dit Wassermann, était comme 1 est à 15-20. Au début de la vaccination, il fallait 5 cc. de lait pour neutraliser la toxine ; plus tard, il suffit de 0.1 ». Voici le procédé qu'il employa pour extraire du lait d'animaux fortement immunisés, la toxine diphtérique : « 150 cc. de petit lait sont unis à 33 °/₀ de sulfate d'ammoniaque. On filtre le précipité, on le sèche

(1) Sur les toxines non microbiennes et le mécanisme de l'immunité par les sérums antitoxiques, par MM. Calmette et Delarde (Ann. Inst. Pasteur, 25 décembre 1896).

(2) British med. Associat., 1895. Cités par Poix : « Ce sérum, débarrassé en grande partie des matières protéiques, donne lieu moins fréquemment à des manifestations cutanées : en effet, ils n'ont observé que 19 éruptions sur 211 injections », soit 9 o/o.

(3) Zeitschrift für Hygiene, vol. XVIII, p. 233 et 239.

dans le vide, et on le redissout. Dans cette solution aqueuse est renfermée *toute l'antitoxine comprise dans le lait* ».

Une autre voie est ouverte à la thérapeutique par les recherches de Sclavo (1) et de Klemperer. Il résulte en effet des recherches de Klemperer que l'anticholérine se trouve dans le jaune d'œuf des poules vaccinées contre le vibrion. C'est au contraire le blanc d'œuf qui, d'après Sclavo, contiendrait l'antitoxine diphtérique.

Il est possible qu'un jour le lait et les œufs des animaux vaccinés supplantent les sérums.

Les expériences les plus précises et les plus fructueuses semblent être celles de Brieger et de Boer. Dans un travail récent (2), ils pensent avoir obtenu des résultats définitifs par une méthode nouvelle. Cette méthode consiste à combiner les antitoxines avec un sel métallique, tel que le sulfate de cuivre, le sublimé, le sulfate ou le chlorure de zinc, et à décomposer ensuite la combinaison formée au moyen d'une substance qui n'altérerait pas les antitoxines, le gaz acide carbonique par exemple. Le sulfate et le chlorure de zinc ont surtout été employés avec succès.

« A 10 cc. de sérum antidiphtérique, allongés de 5 volumes d'eau, on ajoute 20 cc. d'une solution à 1 °/₀ de sulfate ou de chlorure de zinc. Après un temps de repos, on filtre le précipité. Dans le filtrat persistent de nombreuses opacités dont on n'a pas à se préoccuper, car le premier précipité renferme déjà la totalité de l'antitoxine. Ce précipité ne se redissout que dans une très grande quantité d'eau, de telle sorte qu'on peut le laver avec précaution.

On dissout alors le précipité dans une eau faiblement alcaline (une goutte de lessive normale de soude pour 20 cc. d'eau), et on fait passer l'acide carbonique

A ce moment les composés du zinc réagissent différemment, en ce sens que les antitoxines unies au sulfate de zinc sont entraînées par l'acide carbonique dans le précipité, tandis que celles unies au Zn Cl restent dans le filtrat. — Au cours des manœuvres ultérieures de purification, il y a avantage à dessécher à l'exsiccateur les parties qui

(1) Sclavo. — Giornale della R. Academia di medicino di Torino, T. XLII, fasc. 9-10.
(2) Zeitschrift für Hygiene, 1896, vol. XXI, fasc. 2.

renferment l'antitoxine, parce qu'alors la majeure partie des albumi-
nates de zinc sont repris par l'eau, tandis que la zincantitoxine y reste
insoluble. Na Cl ou mieux encore, des alcalis faibles dissolvent facilement cette dernière.

Par un plus long traitement par le Co^2 on arrive alors à éliminer
encore de l'antitoxine zincochlorurée, la plus grande partie du Zn. —
Nous avons poussé plus loin la tentative d'éliminer les dernières traces
de Zn (par ex. par le sulfate d'ammoniaque ou l'hydrogène sulfuré,
qui n'attaquent pas l'antitoxine), ainsi que celle d'expulser complè-
tement ces traces menues de sucre et d'albumine, obstinément adhé-
rentes. — Nous avons provisoirement réussi par cette méthode à
extraire de 10 cc. de sérum antidiphtérique ou antitétanique environ
o^{gr}1 d'une poudre facilement soluble dans l'eau, *qui renferme quantita-
tivement toute l'antitoxine.* »

Il est regrettable qu'aucune expérience ne soit venue sanc-
tionner la valeur thérapeutique des produits obtenus. L'absence
de tous renseignements et de plus récentes recherches ne
permet pas de conclure encore à la solution définitive du problème. L'antitoxine est-elle vraiment isolée? La prophylaxie
naîtra-t-elle du chauffage du sérum ou d'une autre méthode qui
fera oublier qu'à une époque on pouvait écrire de longues
pages sur « les accidents des sérothérapies »? Nous espérons
cet oubli comme Behring en souhaitait un autre plus magni-
fique, alors qu'il finissait son discours par ces mots qui ter-
mineront notre travail :

« J'attends de ce sérum que son usage pour l'immunisation
préventive ne cause plus d'accidents. Avec lui, nous sommes
parés maintenant pour agir avec autant d'énergie dans le sens
de l'immunisation générale que nous l'avons été jusqu'ici pour
la thérapie. Je ne me cache pas qu'il faudra pour cela soutenir
encore maints combats, mais je suis sûr que ce sera la partie
la plus facile. Aussi, quand dans un ou deux ans les résultats
de l'immunisation auront dans tous les pays fourni des documents suffisants, alors la statistique médico-prophylactique
obtiendra sa justice, et les effets réunis de la Prophylaxie et
de la Thérapie réussiront finalement à faire de la terreur de la
diphtérie une légende traditionnelle léguée par les temps passés ! »

CONCLUSIONS

1° Des phénomènes secondaires, mal dénommés accidents, vu leur très habituelle bénignité, suivent parfois l'usage des sérums thérapeutiques. Ils ne relèvent ni de la toxine qui a servi à l'immunisation, ni de l'antitoxine fabriquée par l'animal.

2° Le sérum employé dans chaque cas particulier, c'est-à-dire le véhicule du remède, est la cause unique des dits accidents.

3° Le sérum d'une même espèce étant très diversement toxique selon l'animal qui l'a fourni, et les sujets injectés étant différemment susceptibles à l'introduction d'un sérum étranger, les effets toxiques d'un échantillon donné de sérum sont déterminés par ces deux facteurs : nocivité des humeurs de l'animal, réceptivité du malade.

4° Il est possible que, dans la diphtérie en particulier, les associations microbiennes, celle du streptocoque surtout, jouent un rôle dans la détermination des accidents plus graves exceptionnellement observés : soit que le sérum renforce la virulence des germes associés, soit qu'il diminue la résistance de l'organisme à une infection surajoutée.

5° Pour éviter les accidents, il est indiqué d'agir sur les sérums thérapeutiques.

a) Soit en augmentant leur pouvoir curateur, pour enfermer sous un volume minimum l'effet antitoxique utile ;

b) Soit en les traitant par des moyens physiques (tels que la chaleur limitée) ou chimiques, qui respectent leurs propriétés thérapeutiques et détruisent leurs propriétés toxiques !

Pour le sérum du cheval, le chauffage à 56-58, continué pendant une heure, n'a pas donné encore de résultats efficaces.

c) Soit en extrayant chimiquement de chacun des sérums le principe actif : les travaux faits en Allemagne pour précipiter de leurs solutions sériques les antitoxines diphtérique et tétanique semblent avoir abouti (?). Mais l'absence de recherches et de renseignements précis sur la valeur thérapeutique des précipités obtenus ne permettent pas encore de considérer le problème comme résolu.

BIBLIOGRAPHIE

C. R. Académie des Sciences, 1877-1888.

Annales de l'Institut Pasteur, 1889-1890-1894-1896.

Archiv für Kinderheilkunde, 1895-1896.

Baginski. — Die serumtherapie bei diphterie. Berlin, 1895.

Bristish medical association, 1895.

Charité-Annalen, Berlin, 1895-1896.

Congrès de Bordeaux, 1895.

Congrès de Nancy, 1895. Rapport de M. Roger.

Deutsche med. Wochenschrift, 1890-1895-1896.

Dubreuilh : Les exanthèmes sérothérapiques (Congrès de Bordeaux).

Gazette hebdomadaire, 1889.

Gazette des Hôpitaux, 6 mars 1896.

Hayem. — Le sang.

Journal de clinique et de thérapeutique infantiles, 1895.

Munchener med. Wochenschrift, 1886.

R. Petit. Le sérum de Roux, effets physiologiques et cliniques : th. de Paris, 1897.

G. Poix. — Le sérum antidiphtérique ; th. de Paris, 1896.

Revue des maladies de l'enfance, 1895-1896.

Roger. — La toxicité du sérum (Presse méd., 8 juin 1895).

Société de Biologie, 1894.

Société médicale des Hôpitaux 1894-1895-1896.

Yahrbuch fur Kinderheilkunde, 1896.

Zagari et Calabrese. — Ulteriore richerche clin. et sperimentale sulla tossina ed antitossina diphterica. Naples, 1895.

Zeitschrift fur Hygiene, 1896.

IMP. LE DUOT FRÈRES.

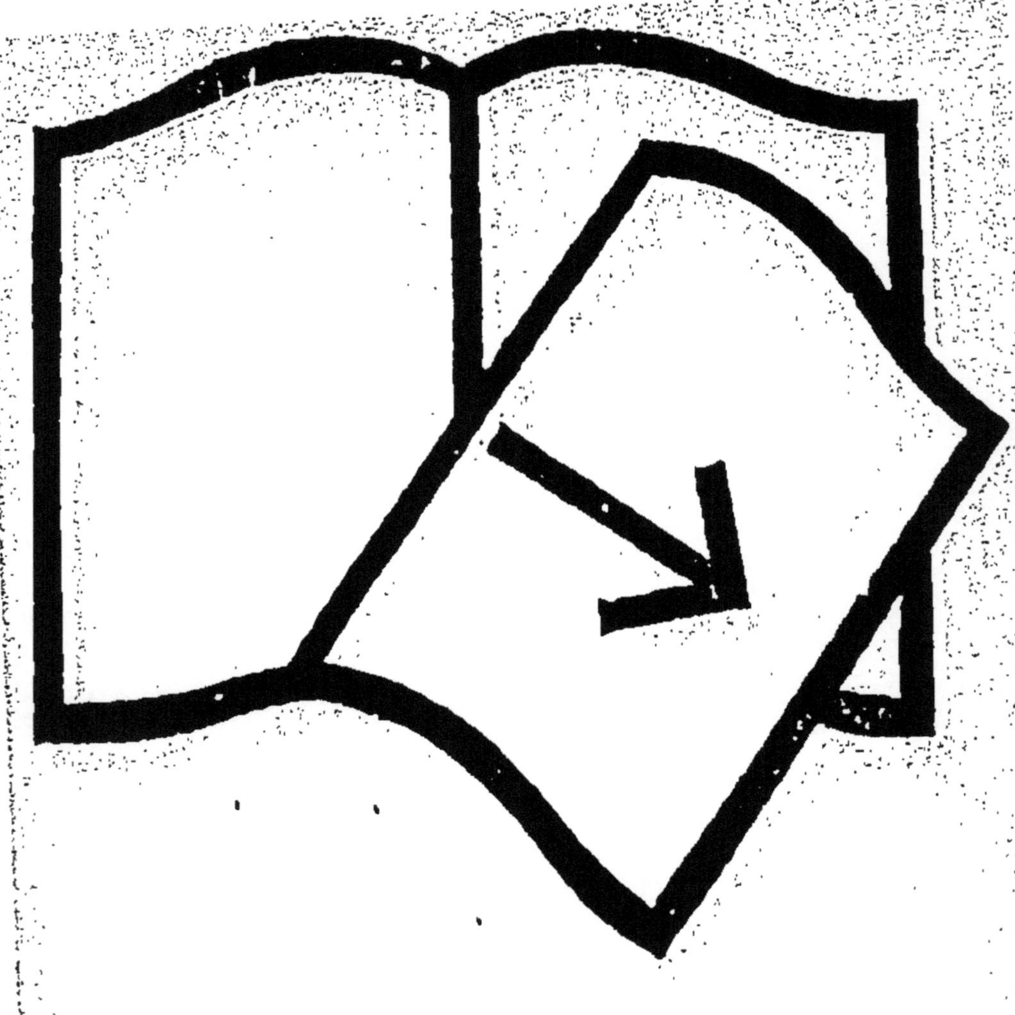

Documents manquants (pages, cahiers...)
NF Z 43-120-13

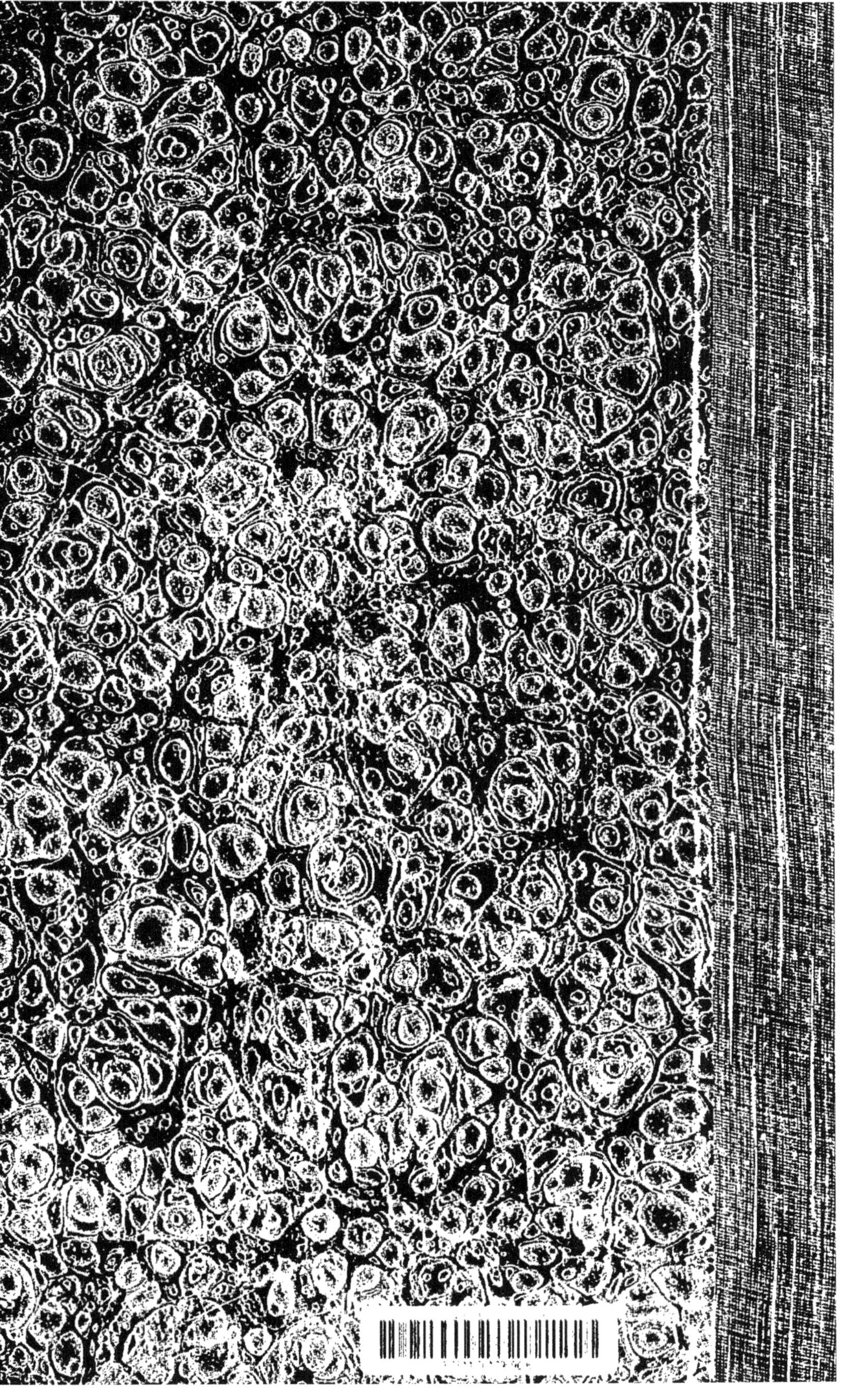